Cent quatre-vingt-huit (188) Cures Radicales

DE

HERNIE INGUINALE

PRATIQUÉES DE **1897** à **1901**

PAR

Le Dʳ D. SPARTALI

CHIRURGIEN DE L'HOPITAL ARMÉNIEN DE SMYRNE

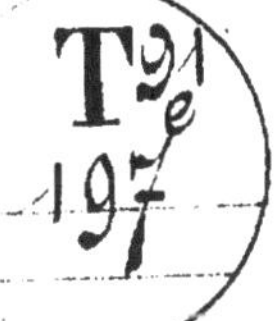

PARIS

A. MALOINE, ÉDITEUR

23-25, RUE DE L'ÉCOLE-DE-MÉDECINE, 23-25

—

1902

Cent quatre-vingt-huit (188) Cures radicales
DE HERNIE INGUINALE
PRATIQUÉES DE 1897 A 1901

Cent quatre-vingt-huit (188) Cures Radicales

DE

HERNIE INGUINALE

PRATIQUÉES DE 1897 à 1901

PAR

Le Dr D. SPARTALI

CHIRURGIEN DE L'HOPITAL ARMÉNIEN DE SMYRNE

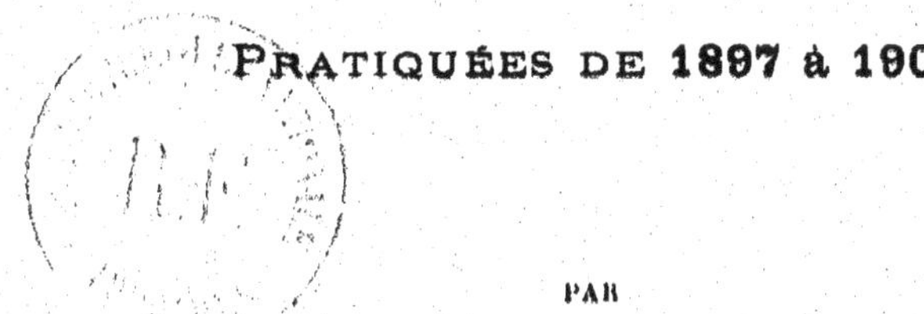

———————◆———————

PARIS

A. MALOINE, ÉDITEUR

23-25, RUE DE L'ÉCOLE-DE-MÉDECINE, 23-25

1902

Cent quatre-vingt-huit (188) Cures radicales
DE HERNIE INGUINALE
PRATIQUÉES DE 1897 A 1901

J'ai eu l'honneur d'entrer comme chef de service à l'hôpital arménien de Smyrne le 10 septembre 1897. J'ai tenu à publier ce petit travail avant de faire paraître ma statistique générale, jugeant que le traitement chirurgical de la hernie présente un certain intérêt, puisque le chirurgien est aujourd'hui appelé assez souvent à en pratiquer la cure radicale.

Je veux avant tout dire que le but de ce travail est très modeste : il n'est pas fait pour condamner tel procédé plutôt qu'un autre, mais bien pour montrer les résultats que m'ont donnés 188 opérations de cure radicale faites de septembre 1897 à janvier 1901.

Ces résultats me paraissent intéressants à faire connaître pour plusieurs raisons : en effet, sans parler de l'intérêt que peut présenter une statistique portant sur un chiffre considérable d'observations, sans parler des suites opératoires immédiates que nous verrons plus loin, j'apporte ici un assez grand nombre de résultats éloignés, — datant pour quelques-uns de plus de trois ans — qui sont de la

plus grande importance au point de vue de la thérapeuti-
que chirurgicale de la hernie.

J'ai eu en effet l'occasion de revoir tout récemment 67
de mes opérés chez lesquels l'opération remontait à une
époque variant de 9 mois à plus de 3 ans.

Pour 4 d'entre eux, opérés par la méthode de Bassini
sans fils perdus, suivant la technique de MM. Duplay et
Cazin, l'opération remonte à 9 mois.

Pour 29 malades opérés par le procédé que j'emploie sans fils perdus l'opération date de 10 mois au mini-
mum.

Pour 15 autres, opérés par le même procédé sans fils
perdus, l'intervention date de plus de 16 mois.

Chez 16 malades, opérés toujours par mon procédé
sans fils perdus, l'opération remonte à plus de 2 ans.

Enfin 3 malades avaient été opérés par la méthode de
Bassini sans fils perdus, suivant la technique de MM. Duplay
et Cazin, il y a plus de 3 ans.

Chez tous ces opérés, j'ai pu constater la solidité parfaite
de la cicatrice, et je n'ai pas trouvé la moindre tendance
à la récidive.

Comme les récidives, ainsi que l'admet M. Lucas-Cham
pionnière, quand elles doivent se produire, surviennent
dans les 6 mois qui suivent l'opération, je peux considérer
ces 67 opérés comme définitivement guéris.

Je pense que ce chiffre de 67 opérés revus est suffisant
pour montrer l'efficacité de la cure radicale sans fils
perdus. Je dois encore ajouter qu'aucun de mes opérés
n'est jamais revenu me montrer une récidive et demander
une seconde intervention.

Parmi ces malades, plusieurs se trouvaient, avant l'opération, dans l'impossibilité absolue de gagner leur vie, la hernie les ayant rendus invalides à cause des douleurs qu'elle provoquait. Tous sont actuellement complètement débarrassés de ces douleurs, tous travaillent, souvent à un métier très dur ; ils sont naturellement à l'abri des accidents d'irréductibilité ou d'étranglement qui les menaçaient autrefois.

On peut donc dire que grâce à l'antisepsie, grâce aux perfectionnements des procédés opératoires, la chirurgie a rendu un grand service à la classe ouvrière en permettant la cure radicale de la hernie sans le moindre risque opératoire.

*
* *

Sur 188 hernies inguinales, 105 fois la hernie siégeait à droite et 83 fois à gauche. Dans 4 cas il s'agissait de hernie bilatérale, dont la cure radicale double a été faite en une seule séance.

J'ai rencontré 147 entérocèles, 21 épiplocèles et 13 entéro-épiplocèles ; j'ai trouvé dans le sac herniaire 5 fois le cœcum et 5 fois l'appendice iléo-cœcal.

Deux fois je me suis trouvé en face de hernies sans sac ; une fois j'ai rencontré comme organe hernié un peloton de tissu adipeux venant de la cavité de Retzius et sortant par l'anneau inguinal interne : la hernie était oblique interne.

Huit fois la hernie était congénitale.

Deux fois j'ai eu à opérer la hernie étranglée : dans ces 2 cas la kélotomie a été suivie de cure radicale. Enfin j'ai opéré cinq hernies récidivées.

Soins préliminaires et consécutifs.

La veille du jour de l'opération les malades sont purgés.
Le jour de l'opération et pendant les trois jours consé-
cutifs je leur fais prendre huit centigrammes d'extrait thé-
baïque par jour en pilules.

Pendant ce temps je leur fais donner du thé et un peu
de lait. Le quatrième jour après l'opération on les purge
et le lendemain ils commencent à prendre la nourriture
ordinaire de l'hôpital.

Les opérés gardent le lit jusqu'au quinzième jour : à ce
moment je leur permets la marche, et ordinairement ils
quittent l'hôpital le vingtième jour.

Je fais porter un bandage herniaire pendant deux mois
aux opérés ayant un métier dur.

***

Pour les moyens de désinfection, soit du côté de
l'opéré, soit des mains des chirurgiens, des instruments
et des objets de pansements, je combine l'asepsie à l'antisepsie.

Toilette du champ opératoire. — La veille du jour de l'opération, la région est rasée, brossée et savonnée à l'eau bouillie chaude pendant un quart d'heure ; on applique ensuite des compresses humides au sublimé à 1/1000 qui restent jusqu'au lendemain matin. Le jour de l'opération, nouveau brossage et savonnage à l'eau bouillie chaude, puis dégraissage de la peau avec de l'éther, enfin lavage prolongé avec une solution chaude de sublimé à 1/1000 et lavage à l'alcool rectifié.

Toilette des mains du chirurgien et des aides. — Après des brossages et lavages successifs pendant un quart d'heure à l'eau bouillie chaude et au savon, on se frotte les mains dans l'alcool rectifié avec une compresse stérilisée, puis on les plonge dans une solution de permanganate à 1/100 de façon à ce que la peau jusqu'au niveau du coude soit parfaitement et uniformément colorée. Après décoloration par le bisulfite de soude, on termine par un bon lavage au sublimé à 1/1000. Au cours de l'opération, les mains sont fréquemment plongées dans une solution de sublimé qui sert à laver le sang et à maintenir l'asepsie.

Instruments et pansement. — Nous obtenons l'asepsie des instruments par une ébullition d'une heure dans de l'eau distillée contenant 10 grammes de carbonate de soude par litre.

Pour la stérilisation des fils de soie, des fils d'argent et des crins de Florence, nous employons l'ébullition pendant une heure dans l'eau phéniquée forte.

Quant aux compresses et autres objets de pansement, on les stérilise à l'autoclave pendant 20 minutes à la température de 136°

Procédés.

Traitement du sac. — Je me sers exclusivement pour la fermeture du sac du procédé de mon cher Maître M. le professeur Duplay et M. Cazin (Voir *Cliniques chirurgicales, de l'Hôtel-Dieu :* Simon Duplay, deuxième série, p. 264).

Au début de ma pratique, quand je me trouvais en face d'un sac épaissi et un peu déchiré, je me servais de la soie tressée pour en faire la ligature ; mais aujourd'hui je n'emploie plus que le procédé du nœud du sac de MM. Duplay et Cazin, trouvant en lui de nombreux avantages, ainsi que ses auteurs l'ont maintes fois démontré :

1° Ce procédé, en effet, augmente la solidité de la cicatrice opératoire par la présence du sac bien noué ;

2° Supprime les accidents plus ou moins éloignés qu'on observe quelquefois, même avec des fils de soie rigoureusement aseptiques.

La fermeture du sac herniaire par ce procédé ne m'a jamais causé le moindre accident ni la moindre alerte. Je l'ai employé 139 fois sur 188 opérations.

Traitement de l'épiploon. — La majorité des chirurgiens recommandait, il y a six ans, de faire la résection de l'épiploon dans les épiplocèles, prétendant que sa présence favorisait la récidive. Je crois que cette crainte est illusoire : du reste, quelques chirurgiens ont aujourd'hui renoncé à cette résection, sauf, bien entendu, dans le cas d'épiplocèle adhérente et irréductible.

Aussi depuis deux ans je ne pratique plus la résection de l'épiploon, la trouvant absolument inutile. Je puis citer à l'appui de cette opinion cinq malades opérés depuis deux ans d'épiplocèle sans résection et présentant actuellement une cicatrice solide de la paroi, sans trace de récidive ni tendance à la récidive.

Traitement de la paroi. Cure radicale. — Je me suis servi de trois procédés différents pour pratiquer les 188 cures radicales.

Dans 3 cas j'ai employé le procédé de M. Lucas-Championnière.

Dans 18 cas le procédé de Bassini sans fils perdus d'après la modification de MM. Duplay et Cazin (voir *Semaine médicale*, 1896, p. 453).

Enfin, dans les 167 autres cas, j'ai employé un procédé personnel sans fils perdus, présentant quelques analogies et quelques variantes avec le procédé de M. Villar, de Bordeaux (voir *Semaine médicale*, 1897, p. 387) et celui de M. Jonnesco, de Bucharest (voir *Semaine médicale*, 1897, p. 335).

Je ne décris ici ni le procédé de M. Lucas-Championnière ni celui de Bassini sans fils perdus d'après MM. Duplay et Cazin. Ces auteurs ont donné dans des ouvrages spéciaux des descriptions très détaillées et très complètes de leur procédé.

Avant de passer à la description de mon procédé personnel, je tiens à dire qu'à l'époque où je l'ai employé pour la première fois, je n'avais aucune connaissance du procédé de M. Villar ni de celui de M. Jonnesco. J'ai employé mon procédé pour la première fois le 1er octobre 1897.

Ce procédé est assez simple dans son exécution, et, dans les cas ordinaires, on termine l'opération très rapidement.

Quant aux résultats qu'il m'a donnés jusqu'ici, je n'ai qu'à m'en louer, je puis dire qu'ils sont extrêmement bons, puisque sur les 67 sujets que j'ai revus, les uns opérés depuis 10 et 16 mois, les autres depuis plus de trois ans, sur tous j'ai pu constater la parfaite solidité de la cicatrice. On peut donc les considérer comme définitivement guéris.

Description de mon procédé sans fils perdus

Après les mesures nécessaires à la désinfection de la région inguino-abdominale du malade, des mains du chirurgien et des aides, on limite le champ opératoire par des compresses stérilisées à l'autoclave.

1ᵉʳ TEMPS. — *Incision des parties molles.*

On mène une incision longue de 6 à 9 centimètres selon l'âge du sujet et le volume de la hernie, incision dirigée suivant l'axe du canal inguinal et dont le milieu correspond à l'orifice cutané de ce canal. Chemin faisant on fait l'hémostase : ordinairement 2 ou 3 pinces hémostatiques suffisent. Cette incision de la peau et du tissu cellulaire sous-cutané met à nu l'aponévrose du grand oblique.

2° TEMPS. — *Incision de l'aponévrose du grand oblique.*

On insinue dans l'orifice inférieur du canal l'index de la main gauche, la pulpe dirigée en avant et on place, à droite et à gauche de l'index, une pince de Kocher. On incise l'aponévrose sur l'index entre les deux pinces qui resteront jusqu'à la fin, servant de repère lors de la suture de la paroi. L'aponévrose ainsi fendue, on va à la recherche du sac herniaire généralement assez facile à trouver.

3° TEMPS. – Dissection du sac.

Le sac étant ouvert, on procède à la dissection de bas en haut, aussi loin que possible, au-delà de l'orifice inguinal supérieur, 2 à 3 centimètres s'il est possible. Le sac est fermé par le procédé de **MM. Duplay et Cazin.**

Lorsqu'il existe des adhérences entre les organes herniés et les parois du sac, ou lorsqu'il s'agit du gros intestin, on peut être obligé de mettre des ligatures sur les adhérences ou sur l'épiploon ; mais d'une manière générale et à moins de contre-indication absolue, je ne fais plus de résection épiploïque.

J'arrive maintenant à la technique que j'ai adoptée depuis le 1er octobre 1897 pour la suture de la paroi abdominale en un seul plan avec les fils d'argent (sans fils perdus).

4° TEMPS. — Suture de la paroi.

Je me sers toujours de l'aiguille d'Emmet.

Toutes les sutures passeront en avant du cordon qui, les fils liés, deviendra entièrement sous-péritonéal, le canal inguinal étant supprimé.

Le cordon spermatique étant isolé et récliné en dedans par un écarteur, on place une pince de Kocher sur la lèvre postérieure de l'arcade crurale et une autre sur le tendon conjoint. Ces deux pinces amèneront au-devant de l'aiguille les tissus qu'elle doit traverser et réunir par la suture.

Toutes les pinces hémostatiques étant enlevées, laissant seulement les quatre Kocher, deux superficielles sur les lèvres de l'aponévrose du grand oblique, et deux profondes sur l'arcade crurale d'une part et le tendon conjoint d'autre part, on procède à la suture de la paroi.

L'aiguille d'Emmet, commençant par la lèvre inférieure de l'incision cutanée, pénètre dans la peau et le tissu cellulaire sous-cutané, traverse l'aponévrose du grand oblique, l'arcade crurale, et apparaît au fond de la plaie. Là, elle passe au-devant du cordon et va attaquer la lèvre supérieure de la plaie par sa face profonde, en traversant successivement en remontant vers la peau, le tendon conjoint, attiré par une pince de Kocher, l'aponévrose du grand oblique, également attirée, le tissu cellulaire, enfin la peau.

On arme l'aiguille d'un fil d'argent de moyen volume qui traverse ainsi la plaie de part en part en prenant toute l'épaisseur des deux lèvres de la plaie, peau, aponévrose et muscles. Il est important, pour la solidité de la cicatrice, de prendre *tout ce qu'on peut* de l'arcade crurale en dehors et du tendon conjoint en dedans : les pinces de Kocher sont là pour repérer et attirer ces deux organes.

Trois ou quatre fils ainsi placés suffisent en général pour

accoler les plans profonds de la paroi, on a soin de passer le dernier fil près du pubis de façon à ménager un orifice juste suffisant pour le passage du cordon.

Les fils passés, on enlève les pinces Kocher de l'arcade crurale et du tendon conjoint, on laisse celles de l'aponévrose du grand oblique.

5° TEMPS. — *Suture de l'aponévrose, du grand oblique et de la peau.*

Avec l'aiguille d'Emmet, on passe trois ou quatre crins de Florence qui traversent d'une part la plaie, le tissu cellulaire sous-cutané et l'aponévrose du grand oblique de la lèvre inférieure de l'incision et d'autre part, de la profondeur à la superficie, l aponévrose du grand oblique, le tissu cellulaire, la peau de la lèvre supérieure.

On enlève alors les deux Kocher de l'aponévrose, et on serre les fils.

En cas de besoin on met quelques points cutanés aux crins de Florence.

Comme pansement, au-dessus des compresses stérilisées, on fait un spica simple ou double, avec bande en **T**.

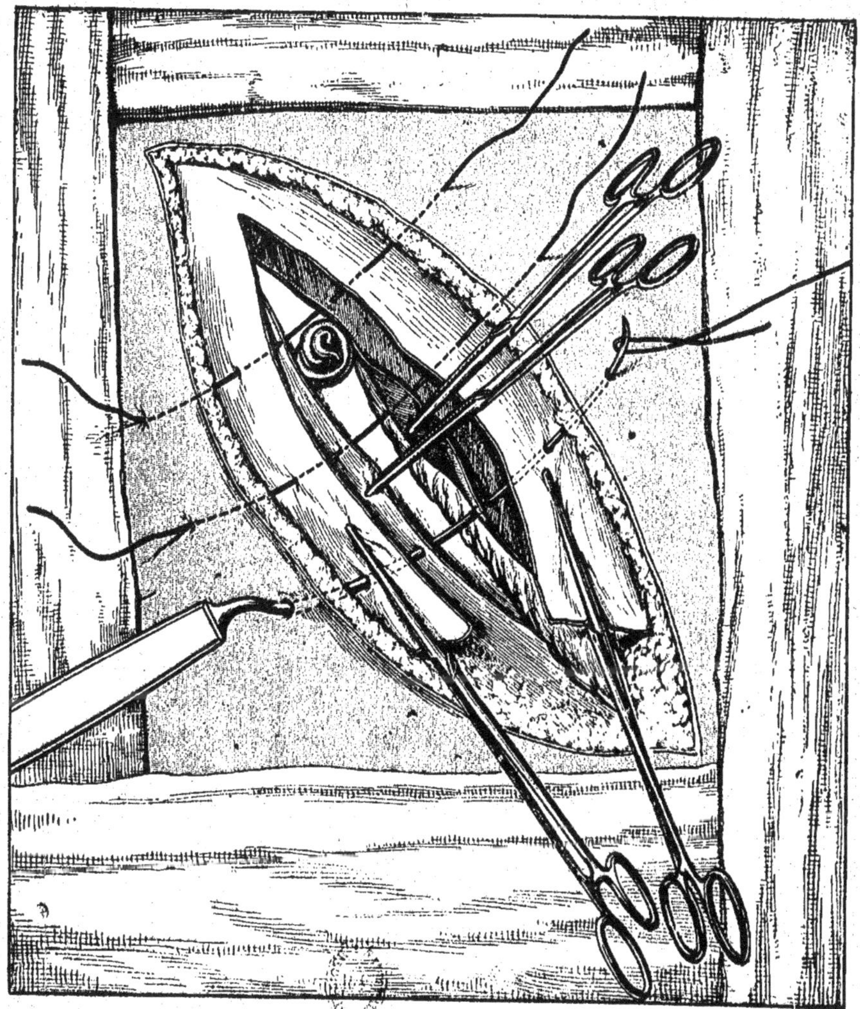

Procédé du Docteur **SPARTALI**,

pour la cure radicale de la hernie inguinale.

Résultats opératoires

L'opération ainsi faite par mon procédé est des plus
simples, et depuis que je la pratique systématiquement je
n'ai jamais eu la moindre difficulté au cours de l'intervention ni aucun ennui consécutif. Tous les malades opérés
par ce procédé ont rapidement guéri, par première intention.

La supériorité du procédé sans fils perdus n'est plus à
démontrer. On sait aujourd'hui que malgré les précau-
tions les plus minutieuses d'antisepsie, les fils, surtout les
fils de soie habituellement employés pour la ligature du sac
et la suture de la paroi, peuvent donner lieu à des accidents infectieux, non seulement immédiats à l'opération,
mais encore plus ou moins éloignés. J'ai eu moi-même à
déplorer quelques-uns de ces accidents, bénins le plus
souvent, mais qui, dans deux cas, ont amené la mort du
malade.

C'est pourquoi, je le répète, je ne me sers plus exclusivement que de mon procédé sans fils perdus, qui met
complètement à l'abri de ces accidents.

Sur mes 188 opérations (par les différents procédés) ;

j'ai eu   175 guérisons sans incident ;

11 guérisons après suppuration ;

2 cas de mort.

Je veux dire quelques mots de ces deux cas mortels imputables tous les deux à des circonstances hospitalières malheureuses ; en effet, la contamination d'un fil de soie par un panseur négligent, une hémorrhagie secondaire arrêtée trop tard par suite de l'imprudence d'un infirmier furent la cause de ces deux accidents.

*
* *

Le premier cas de mort (observ. 97) est dû à une péritonite suraiguë occasionnée par le fil de soie appliqué sur l'épiploon (constatation faite à l'autopsie).

A cette époque j'avais dans mon service à l'hôpital, deux hommes venant de l'intérieur (Anatolie) atteints tous deux d'une gangrène septique des membres inférieurs. L'infir-mier chargé des pansements de ces malades était aussi spécialement chargé de la salle d'opération, stérilisation des instruments, des soies, des compresses. Il est probable que cet infirmier, après avoir fait ces pansements éminem-ment septiques, a négligé de se laver suffisamment les mains, de se désinfecter assez complètement, et qu'avec ses mains septiques il a préparé les soies et les compresses pour l'opération de la hernie.

J'incrimine avec d'autant plus de raison les mains de l'infirmier que le même fil, ayant subi une deuxième ébul-lition d'une heure, m'a servi le lendemain pour une autre hernie inguinale : épiplocèle avec résection de l'épiploon (observation 98).

L'opéré de cette observation, trois jours après l'inter-vention, présenta des symptômes alarmants d'une épiploïte droite : douleurs fixes dans la fosse iliaque droite, vomissements bilieux fréquents, température à 38° le matin et 39°5 le soir, pouls à 120 pulsations pendant 8 jours ; facies grippé ; la palpation de la fosse iliaque droite montrait une tumeur du volume d'une grosse orange, extrêmement douloureuse. Le repos et les pansements humides appliqués sur la région amenèrent la résolution complète. Le malade, guéri par seconde intention, put quitter l'hôpital trois mois après l'opération.

Le même fil de soie, cause de la péritonite de l'observation 97, et de l'épiploïte de l'observation 98, m'a servi, dans une troisième hernie inguinale avec résection de l'épiploon (observation 99) ; il avait subi une troisième ébullition d'une heure. Cette fois encore l'opéré présenta les symptômes d'une épiploïte, mais beaucoup moins grave que la précédente, il n'y eut que quelques douleurs légères dans l'abdomen, température à 37°5 le matin et 37°9 le soir, pouls à 100 pulsations, pas de vomissements ni de tumeur perceptible. Au bout de dix jours tout était rentré dans l'ordre, et la guérison par première intention se fit sans autre incident.

La filiation de ces accidents occasionnés par le fil de soie est donc des plus nettes, des plus démonstratives. Une première ébullition n'avait pas suffi pour stériliser le fil infecté par l'agent de la gangrène septique, une seconde, puis une troisième ébullition d'une heure atténuèrent progressivement la virulence du microbe. Le fil de soie fut d'ailleurs jeté aussitôt.

Le second cas mortel est dû à une hémorrhagie secondaire survenue au niveau de la plaie 11 jours après l'opération. La plaie (observation 108) se mit, le troisième jour après l'intervention, à suppurer : mais après deux pansements à ciel ouvert, l'aspect était excellent, et tout faisait prévoir une prompte guérison par seconde intention.

Le onzième jour après l'opération, vers 3 heures de l'après-midi, une des artères du cordon saigne abondamment. L'infirmier, pour ne pas me déranger, fait plusieurs tentatives d'hémostase ; compression, pinces ; l'hémorrhagie ne s'arrête pas. Au lieu de me faire prévenir immédiatement, il renouvelle ses tentatives infructueuses et ne se décide à m'appeler qu'à 8 heures du soir, c'est-à-dire 5 heures après le début de l'hémorrhagie.

A mon arrivée, vers 9 heures du soir, je trouve le pauvre malade tout à fait exsangue, avec un pouls incomptable, misérable, et continuant à perdre du sang en abondance. Sans perdre une minute, avec une pince hémostatique, j'arrête, sans la moindre difficulté, l'hémorrhagie qui provenait de la spermatique.

Malgré le sérum artificiel sous-cutané et intra-veineux, la caféine, l'éther et l'huile camphrée en injections sous-cutanées, le malade meurt 6 heures après mon arrivée.

Il est évident que ces deux cas de mort auraient pu être évités avec un infirmier moins négligent dans un cas, et moins imprudent dans l'autre.

Les 11 suppurations qui se sont produites après l'intervention sont toutes dues aux fils de soie employés pour la ligature du sac. Ainsi que je le disais plus haut, depuis que j'emploie systématiquement le procédé de MM. Duplay et Cazin, je n'ai jamais eu la moindre suppuration.

Observations

OBSERVATION I

Hernie inguinale gauche réductible (Entérocèle).

X..., âgé de 28 ans, venant de l'intérieur, religion, musulman. Cultivateur.

Rien d'intéressant dans ses antécédents personnels et héréditaires. A eu sa hernie 4 ans avant, suite d'effort. Urines normales.

Cure radicale, pratiquée le 20 septembre 1897.

Chloroforme.

Procédé Lucas-Championnière.

Ligature du sac à la soie tressée.

Suites opératoires simples.

Le malade quitte l'hôpital guéri par première intention le 15 octobre 1897.

OBSERVATION II

Hernie inguinale gauche réductible (Entérocèle).

Girkor, âgé de 40 ans. Arménien. Portefaix.

Rien dans ses antécédents héréditaires et personnels

Urines normales. Sa hernie date de 15 ans.

Cure radicale, pratiquée le 21 septembre 1897.

Chloroforme.

Procédé Lucas-Championnière.

Ligature du sac à la soie.

Suites opératoires simples.

Le malade quitte l'hôpital guéri par première intention le 20 octobre 1897.

OBSERVATION III

Hernie inguinale droite réductible (Entérocèle).

Minas X..., âgé de 38 ans. Arménien. Portefaix.

Rien dans ses antécédents. Urines normales. Sa hernie date de 10 ans.

Cure radicale. Pratiquée le 28 septembre 1897.

Chloroforme.

Procédé Lucas-Championnière.

Ligature du sac à la soie.

Suites opératoires simples.

Le malade quitte l'hôpital guéri par première intention le 26 octobre 1897.

OBSERVATION IV

Hernie inguinale gauche réductible (Entérocèle).

Agop X..., âgé de 50 ans. Arménien. Portefaix.

Rien dans ses antécédents. Urines normales. Sa hernie date de 11 ans.

Cure radicale. Pratiquée le 1er octobre 1897.

Chloroforme.

Procédé personnel avec suture de la paroi en un seul plan avec les fils d'argent.

Ligature du sac d'après le procédé de Duplay-Cazin.

Guérison par première intention. Le malade quitte l'hôpital le 20 octobre 1897.

OBSERVATION V

Hernie inguinale gauche réductible (Epiplocèle).

Mehmet X..., âgé de 43 ans. Musulman. Cultivateur.

Bon état de santé. Urines normales. Sa hernie date de 8 ans.

Cure radicale. Pratiquée le 7 octobre 1897.

Chloroforme.

Procédé personnel, avec suture de la paroi en un seul plan avec les fils d'argent.

Résection de l'épiploon, ligature en chaîne à la soie.

Ligature du sac d'après le procédé Duplay-Cazin.

Suites opératoires simples, a eu de la suppuration.

Le malade a quitté l'hôpital guéri par seconde intention le 10 décembre 1897.

OBSERVATION VI

Hernie inguinale gauche réductible (Éntérocèle).

Nicoll X..., âgé de 28 ans. Orthodoxe. Cordonnier.

Bien portant. Urines normales. Sa hernie date de 3 ans.

Cure radicale. Pratiquée le 8 octobre 1897.

Chloroforme.

Procédé personnel avec suture de la paroi en un seul plan, avec les fils d'argent.

Ligature du sac à la soie.

Quitte l'hôpital guéri par première intention le 30 octobre 1897.

Observation VII

Hernie inguinale gauche réductible (Entérocèle).

Ali X..., âgé de 25 ans. Musulman. Berger. Bon état de santé. Sa hernie date de 20 ans. Urines normales.

Cure radicale. Pratiquée le 10 octobre 1897.

Chloroforme.

Procédé personnel avec suture de la paroi en un seul plan avec les fils d'argent.

Ligature du sac à la soie, le pédicule du sac a suppuré.

Le malade quitte l'hôpital guéri par seconde intention le 15 décembre 1897.

Observation VIII

Hernie inguinale gauche réductible (Entérocèle).

Ohannès X..., âgé de 40 ans. Arménien.

Cordonnier. Bien portant. Urines normales. Sa hernie date de 9 ans.

Cure radicale. Pratiquée le 12 octobre 1897.

Chloroforme.

Procédé personnel, avec suture de la paroi en un seul plan avec fils d'argent.

Ligature du sac à la soie.

Guéri par première intention. Le malade quitte l'hôpital le 3 novembre 1897.

Observation IX

Hernie inguinale droite réductible (Entérocèle).

Michali X..., 42 ans. Orthodoxe. Cocher de fiacre. Bien portant. Urines normales. Sa hernie date de 8 ans.

Cure radicale. Pratiquée le 28 octobre 1897.

Chloroforme.

Procédé personnel avec suture de la paroi en un seul plan avec fils d'argent.

Ligature du sac d'après le procédé Duplay-Cazin.

Suites opératoires simples. Guérison par première intention. Quitte l'hôpital le 20 novembre 1897.

OBSERVATION X

Hernie inguinale gauche réductible (Entérocèle).

Mergo X..., âgé de 30 ans. Arménien. Portefaix. Bien portant ; sa hernie date de 4 ans. Urines normales.

Cure radicale, Pratiquée le 10 novembre 1897.

Chloroforme.

Procédé personnel avec suture de la paroi en un seul plan avec fils d'argent.

Ligature du sac à la soie.

A fait de la suppuration.

Le malade quitte l'hôpital guéri par seconde intention le 8 janvier 1898.

OBSERVATION XI

Hernie inguinale gauche réductible (Entérocèle).

Kevork X..., 50 ans. Arménien. Berger. Bien portant. Urines normales. Sa hernie date de 16 ans.

Cure radicale. Pratiquée le 12 novembre 1897.

Chloroforme.

Procédé personnel avec suture de la paroi en un seul plan avec fils d'argent.

. Ligature du sac à la soie.

Guéri par première intention. Quitte l'hôpital le 5 décembre 1897.

Observation XII

Hernie inguinale droite réductible (Entérocèle).

Serkis X..., âgé de 40 ans. Arménien· Portefaix. Bien portant. Urines normales. Sa hernie date de 7 ans.

Cure radicale. Pratiquée le 20 novembre 1897.

Chloroforme.

Procédé personnel avec suture de la paroi en un seul plan avec fils d'argent.

Ligature du sac à la soie.

Guéri par première intention. Quitte l'hôpital le 5 décembre 1897.

Observation XIII

Hernie inguinale droite réductible (Entérocèle).

Mirhan X..., 38 ans. Arménien. Cuisinier. Bien portant. Urines normales. Sa hernie date de 8 ans.

Cure radicale. Pratiquée le 8 décembre 1897.

Chloroforme.

Procédé personnel avec suture de la paroi en un seul plan avec fils d'argent.

Ligature du sac d'après le procédé Duplay-Cazin.

Guéri par première intention. Quitte l'hôpital le 25 décembre 1897.

Observation XIV

Hernie inguinale droite réductible (Entérocèle).

Vartan X..., 33 ans. Arménien. Portefaix. Bien portant. Urines normales. Sa hernie date de 7 ans.

Cure radicale. Pratiquée le 2 décembre 1897.

Chloroforme.

Procédé personnel avec suture de la paroi en un seul plan avec fils d'argent.

Ligature du sac à la soie; le pédicule du sac a suppuré.

Le malade sort de l'hôpital guéri par seconde intention, le 1er février 1898.

Observation XV

Hernie inguinale droite réductible (Entérocèle).

Bohos X..., 30 ans. Arménien. Portefaix. Bien portant. Urines normales. La hernie date de 6 mois.

Cure radicale. Pratiquée le 6 décembre 1897.

Chloroforme.

Procédé Bassini avec modification d'après le procédé Duplay-Cazin.

Fils d'argent en U pour la reconstitution de la paroi postérieure du canal inguinal, et fils d'argent pour la paroi antérieure du canal et du tissu cutané, en un seul plan.

Ligature du sac d'après le procédé Duplay-Cazin.

Réunion par première intention.

Enlèvement des fils postérieurs le douzième jour et des fils antérieurs le huitième jour.

Le malade quitte l'hôpital le 1er janvier 1898.

Observation XVI

Hernie inguinale droite réductible (Entérocèle).

X..., 40 ans. Arménien. Portefaix. Bien portant. Sa hernie date de 12 ans.

Cure radicale. Pratiquée le 8 décembre 1897.

Chloroforme.

Procédé Bassini avec modification d'après le procédé Duplay-Cazin avec fils d'argent en U.

Ligature du sac à la soie.

Le malade quitte l'hôpital guéri par première intention le 1er janvier 1898.

OBSERVATION XVII

Hernie inguinale droite reductible (Entérocèle).

Stépan X..., 28 ans, Arménien. Portefaix. Bien portant. Urines normales. Sa hernie date de 2 ans.

Cure radicale. Pratiquée le 9 décembre 1897.

Chloroforme.

Procédé personnel avec suture de la paroi en un seul plan avec fils d'argent.

Ligature à la soie.

Le malade quitte l'hôpital guéri par première intention le 3 janvier 1898.

OBSERVATION XVIII

Hernie inguinale droite réductible (Entéro-épiplocèle).

Agop X..., 30 ans. Arménien. Portefaix. Bien portant. Urines normales. Sa hernie date de 2 ans.

Cure radicale. Pratiquée le 15 décembre 1897.

Chloroforme.

Procédé personnel avec suture de la paroi en un seul plan avec fils d'argent.

Ligature du sac à la soie. Sans résection d'épiploon.

Le malade quitte l'hôpital guéri par première intention le 10 janvier 1898.

OBSERVATION XIX

Hernie inguinale droite réductible (Epiplocèle).

Garabet X..., 33 ans. Arménien. Portefaix. Bien portant. Urines normales. Sa hernie date de 14 mois.

Cure radicale. Pratiquée le 8 janvier 1898.

Chloroforme.

Procédé personnel avec suture de la paroi en un seul plan avec fils d'argent.

Ligature du sac à la soie.

Sans résection d'épiploon.

Le malade quitte l'hôpital guéri par première intention le 30 janvier 1898.

OBSERVATION XX

Hernie inguinale droite réductible (Entéro-épiplocèle).

Vartan X..., 38 ans. Arménien. Portefaix. Bien portant. Urines normales. Sa hernie date de six ans.

Cure radicale. Pratiquée le 9 janvier 1898.

Chloroforme.

Procédé personnel avec suture de la paroi en un seul plan avec fils d'argent.

Ligature à la soie.

Résection de l'épiploon, ligature double à la soie.

Quitte l'hôpital guéri par première intention le 30 janvier 1898.

OBSERVATION XXI

Hernie inguinale gauche réductible (Entéro-epiplocèle).

Aroutouin, 35 ans. Arménien. Portefaix. Bien portant. Urines normales. Sa hernie date de 3 ans.

Cure radicale. Pratiquée le 12 janvier 1898.

Chloroforme.

Procédé personnel avec suture de la paroi en un seul plan avec fils d'argent.

Ligature du sac à la soie. Sans résection de l'épiploon.

Le malade quitte l'hôpital guéri par première intention le 5 février 1898.

OBSERVATION XXII

Hernie inguinale droite réductible (Entérocèle).

Bohos X..., 36 ans. Arménien. Portefaix. Bien portant. Urines normales. Sa hernie date de 16 mois.

Cure radicale. Pratiquée le 14 janvier 1898.

Chloroforme.

Procédé personnel avec suture de la paroi en un seul plan avec fils d'argent.

Ligature du sac à la soie.

Guéri par première intention.

Le malade quitte l'hôpital le 1er février 1898.

OBSERVATION XXIII

Hernie inguinale gauche réductible (Epiplocèle).

Jean X..., 28 ans. Catholique. Employé de commerce. Bien portant. Urines normales. Sa hernie date de 4 ans.

Cure radicale. Pratiquée le 14 janvier 1898.

Chloroforme.

Procédé personnel avec suture de la paroi en un seul plan avec fils d'argent.

Ligature du sac d'après le procédé Duplay-Cazin, sans résection de l'épiploon.

Guéri par première intention. Quitte l'hôpital le 7 février 1898.

OBSERVATION XXIV

Hernie inguinale droite réductible (Epiplocèle).

Chacho X..., 32 ans. Arménien. Portefaix. Bien portant. Urines normales. Sa hernie date d'un an.

Cure radicale. Pratiquée le 15 janvier 1898.

Chloroforme.

Procédé personnel avec suture de la paroi en un seul plan (fils d'argent).

Ligature du sac à la soie.

Sans résection de l'épiploon.

Guéri par première intention. Quitte l'hôpital le 9 février 1898.

OBSERVATION XXV

Hernie inguinale gauche réductible (Congénitale)

Yervant X..., 18 ans, Arménien. Bien portant. Urines normales. Sa hernie date de son enfance.

Cure radicale. Pratiquée le 16 janvier 1898.

Chloroforme.

Pendant le décollement du sac adhérent à la vaginale, celle-ci a été ouverte ; on a appliqué quelques points de suture au catgut pour fermer la vaginale.

Suites opératoires simples.

Procédé personnel avec suture de la paroi en un seul plan (fils d'argent).

Ligature du sac à la soie.

Le malade quitte l'hôpital guéri par première intention le 16 février 1898.

OBSERVATION XXVI

Hernie inguinale gauche réductible (Entérocèle).

Serkis X..., 28 ans. Employé de commerce. Bonne santé. Urines normale. Sa hernie date de 5 ans.

Cure radicale. Pratiquée le 20 janvier 1898.

Chloroforme.

Procédé personnel avec suture de la paroi en un seul plan (fils d'argent).

Ligature du sac à la soie.
Guéri par première intention, sans suppuration.
Le malade quitte l'hôpital le 15 février 1898.

OBSERVATION XXVII

Hernie inguinale gauche réductible (Entérocèle).

Avidis X..., Arménien. Portefaix. Bien portant. Urines nor-
males. Sa hernie date de 7 ans.
Cure radicale. Pratiquée le 21 janvier 1898.
Chloroforme.
Procédé personnel avec suture de la paroi en un seul plan
(fils d'argent).
Ligature du sac à la soie.
Guéri par première intention, sans suppuration.
Quitte l'hôpital le 20 février 1898.

OBSERVATION XXVIII

Hernie inguinale gauche réductible (Entérocèle).

Bohos X..., 32 ans. Arménien. Cultivateur. Bien portant.
Urines normales. Sa hernie date de ...?
Cure radicale. Pratiquée le 24 janvier 1898.
Chloroforme.
Procédé personnel avec suture de la paroi en un seul plan
(fils d'argent).
Ligature du sac à la soie.
Pas de suppuration.
Guéri par première intention.
Quitte l'hôpital le 1er mars 1898.

Observation XXIX

Hernie inguinale gauche réductible (Entérocèle).

Nicoli X..., 38 ans. Pêcheur. Orthodoxe. Bien portant.
Urines normales. Sa hernie date de 4 ans.
Cure radicale. Pratiquée le 25 janvier 1898.
Chloroforme.
Procédé personnel avec suture de la paroi en un seul plan
(fils d'argent).
Ligature du sac d'après le procédé Duplay-Cazin.
Pas de suppuration.
Guéri par première intention.
Quitte l'hôpital le 26 février 1898.

Observation XXX

Hernie inguinale réductible récidivée (Entérocèle).

Nigohos X..., 39 ans. Arménien, portefaix.
Bien portant. A été opéré pour la première fois en 1895. Sa
hernie a récidivé il y a un an, après avoir soulevé un
lourd fardeau à la douane. Urines normales.
Cure radicale. Pratiquée le 30 janvier 1898.
Chloroforme.
Quelques difficultés pour rompre les adhérences avec la va-
ginale.
Procédé personnel avec suture de la paroi en un seul plan
(fils d'argent).
Ligature du sac d'après le procédé Duplay-Cazin.
Pas de suppuration.
Guéri par première intention.
Quitte l'hôpital le 3 mars 1898.

Observation XXXI

Hernie inguinale droite réductible (Entérocèle).

X..., 29 ans. Cultivateur. Bonne santé.
Urines normales. Sa hernie date de deux ans.
Cure radicale. Pratiquée le 1er février 1898.
Chloroforme.
Procédé personnel avec suture de la paroi en un seul plan
(fils d'argent).
Ligature du sac à la soie.
La soie du pédicule a suppuré.
La guérison est obtenue par seconde intention.
Le malade quitte l'hôpital le 15 avril 1898.

Observation XXXII

Hernie inguinale droite réductible (Entérocèle).

Ginkar X..., 28 ans. Arménien. Portefaix.
Bien portant. Urines normales. Sa hernie date de 4 ans.
Cure radicale. Pratiquée le 4 février 1898.
Chloroforme.
Procédé personnel avec suture de la paroi en un seul an
(fils d'argent).
Ligature du sac d'après le procédé Duplay-Cazin.
Pas de suppuration.
Guéri par première intention.
Quitte l'hôpital le 3 mars 1898.

Observation XXXIII

Hernie inguinale gauche réductible (Entérocèle).

Billbos X..., 32 ans. Arménien. Charretier.
Bien portant. Urines normales. Sa hernie date de 3 ans

Cure radicale. Pratiquée le 5 février 1898.

Chloroforme.

Procédé personnel avec suture de la paroi en un seul plan. (fils d'argent).

Ligature du sac d'après le procédé Duplay-Cazin.

Pas de suppuration.

Guéri par première intention.

Quitte l'hôpital le 9 mars 1898.

Observation XXXIV

Hernie inguinale gauche réductible (Entérocèle).

Agop X..., 38 ans. Arménien. Portefaix. Bien portant. Urines normales. Sa hernie date de 10 ans.

Cure radicale. Pratiquée le 8 février 1898.

Chloroforme.

Procédé Bassini avec modification de Duplay-Cazin, fils d'argent en U.

Ligature du sac d'après le procédé Duplay-Cazin.

Pas de suppuration.

Guéri par première intention.

Quitte l'hôpital le 8 mars 1898.

Observation XXXV

Hernie inguinale droite réductible (Epiplocèle).

Moustafa X..., 48 ans. Musulman. Berger.

Bien portant. Urines normales. Sa hernie date de 14 ans.

Cure radicale. Pratiquée le 9 février 1898.

Chloroforme.

Procédé personnel avec suture de la paroi en un seul plan (fils d'argent).

Ligature du sac d'après le procédé Duplay-Cazin
Pas de résection de l'épiploon.
Pas de suppuration.
Guéri par première intention.
Quitte l'hôpital le 5 mars 1898.

Observation XXXVI

Hernie inguinale droite récidivée réductible (Entérocèle).

Arakel X..., 40 ans. Arménien. Portefaix. Bien portant.
Urines normales. A été opéré pour la première fois en 1896.
Sa hernie a réapparu six mois après l'intervention de 1896.
Cure radicale. Pratiquée le 10 février 1898.
Chloroforme.
Procédé personnel avec suture de la paroi en un seul plan
(fils d'argent).
Ligature du sac procédé Duplay-Cazin.
Pas de suppuration.
Guéri par première intention.
Quitte l'hôpital le 8 mars 1898.

Observation XXXVII

Hernie inguinale gauche. — Étranglée.

Bohos X..., 30 ans. Arménien. Jardinier. Il est amené à
l'hôpital le 11 février 1898 à onze heures du matin.
Nous faisions la visite à ce moment là, nous pûmes constater tous les symptômes d'une hernie étranglée, tumeur au
niveau du canal inguinal gauche, irréductible, douloureuse
surtout au niveau du collet : pas de vomissements ; arrêt des
matières et des gaz depuis la veille.
Le malade dit avoir la hernie depuis 3 ans ; elle rentrait et

sortait librement. Ayant fait un effort violent le 10 février vers les 6 heures du soir, sa hernie est brusquement sortie ; depuis elle n'est plus rentrée, c'est-à-dire depuis 67 heures.

Son état général paraît excellent. Pouls à 80 pulsations. Température 37°,3.

La kélotomie a été pratiquée vers les 3 heures du soir, le 11 février 1898.

L'état du malade et son intestin étant dans de bonnes conditions, je fais suivre la kélotomie d'une

Cure radicale. Procédé personnel avec suture de la paroi en un seul plan (fils d'argent).

Ligature du sac à la soie.

Suites opératoires des plus simples.

Pas de suppuration.

Guéri par première intention.

Quitte l'hôpital le 14 février 1898.

OBSERVATION XXXVIII.

Hernie inguinale droite réductible (Epiplocèle).

Vartan B..., 26 ans. Arménien. Portefaix. Bien portant. Urines normales. Sa hernie date de 3 ans.

Cure radicale. Pratiquée le 3 mars 1898.

Chloroforme.

Procédé personnel avec suture de la paroi en un seul plan (fils d'argent).

Résection de l'épiploon, ligature double à la soie.

Ligature du sac à la soie.

Le pédicule du sac a suppuré.

La guérison est obtenue par seconde intention.

Le malade quitte l'hôpital le 5 mai 1898.

OBSERVATION XXXIX

Hernie inguinale droite réductible (Entérocèle).

Stavro X..., 50 ans. Orthodoxe. Travaille au chemin de fer d'Aïdin. Bien portant. Urines normales. La hernie date de 15 ans.

Souffre beaucoup en travaillant.

Cure radicale. Pratiquée le 4 mai 1898.

Chloroforme.

Procédé personnel avec suture de la paroi en un seul plan (fils d'argent).

Ligature du sac d'après le procédé Duplay-Cazin.

Pas de suppuration.

Guéri par première intention

Quitte l'hôpital le 14 avril 1898.

OBSERVATION XL

Hernie inguinale droite réductible (Entérocèle).

Hampartchoun, 45 ans. Arménien. Travaille au chemin de fer d'Aïdin. Bien portant. Urines normales. Sa hernie date de 8 ans.

Cure radicale. Pratiquée le 26 mars 1898.

Chloroforme.

Procédé personnel avec suture de la paroi en un seul plan (fil d'argent).

Ligature du sac d'après le procédé Duplay-Cazin.

Pas de suppuration.

Guéri par première intention.

Quitte l'hôpital le 7 avril 1898.

Observation XLI

Hernie inguinale gauche réductible (Epiplocèle).

Minas X..., 48 ans. Arménien. Cordonnier. Bién portant
Urines normales. Sa hernie date de 7 ans.
Cure radicale. Pratiquée le 27 mars 1898.
Chloroforme.
Procédé personnel avec suture de la paroi en un seul plan
(fils d'argent).
Ligature du sac d'après le procédé Duplay-Cazin.
Ligature double à la soie sur l'épiploon.
Pas de suppuration.
Guéri par première intention.
Quitte l'hôpital le 20 avril 1898.

Observation XLII

Hernie inguinale gauche réductible (Congénitale-Entérocèle).

Michalis X..., 22 ans. Orthodoxe. Cocher de flacre. Bien
portant. Urines normales.
Cure radicale. Pratiquée le 28 mars 1898.
Chloroforme.
Procédé personnel avec suture de la paroi en un seul plan
(fils d'argent).
Ligature du sac d'après le procédé Duplay-Cazin.
Pas de suppuration.
Guéri par première intention.
Quitte l'hôpital le 5 mai 1898.

Observation XLIII

Hernie inguinale droite réductible (Congénitale. Entérocèle)

Omeroglou, 20 ans, Musulman. Profession ? Bonne santé.
Urines normales.

Cure radicale. Pratiquée le 28 mars 1898.

Chloroforme.

Procédé personnel avec suture de la paroi en un seul plan (fils d'argent).

Ligature du sac d'après le procédé Duplay-Cazin.

Pas de suppuration.

Guéri par première intention.

Quitte l'hôpital le 29 avril 1898.

Observation XLIV

Hernie inguinale droite réductible (Entérocèle).

Armenak X..., 30 ans. Arménien. Employé de commerce. Bien portant. Urines normales. Sa hernie date de 6 ans.

Cure radicale. Pratiquée le 29 mars 1898.

Chloroforme.

Procédé personnel avec suture de la paroi en un seul plan (fils d'argent).

Ligature du sac à la soie.

Pas de suppuration.

Guéri par première intention.

Sorti de l'hôpital le 3 mai 1898.

Observation XLV

Hernie inguinale droite réductible (Entérocèle).

Panayoti X..., 30 ans. Orthodoxe. Cocher de fiacre. Bonne santé. Urines normales. Sa hernie date de 9 ans.

Cure radicale. Pratiquée le 21 avril 1898.

Chloroforme.

Procédé personnel avec suture de la paroi en un seul plan (fils d'argent).

Ligature du sac d'après le procédé Duplay-Cazin.
Pas de suppuration.
Guéri par première intention.
Quitte l'hôpital le 20 mai 1897.

Observation XLVI

Hernie inguinale droite irréductible (Epiplocèle).

Vartan X..., 49 ans. Arménien. Portefaix. Bien portant.
Urines normales. Sa hernie date de 15 ans.
Cure radicale. Pratiquée le 2 avril 1898.
Chloroforme.
Procédé personnel avec suture de la paroi en un seul plan
(fils d'argent).
Ligature du sac d'après le procédé Duplay-Cazin.
L'épiploon adhérant au sac, après avoir rompu les adhérences
et réséqué une partie de l'épiploon, on a mis une ligature dou-
ble à la soie.
Pas de suppuration.
Guéri par première intention.
Sorti de l'hôpital le 22 mai 1898.

Observation XLVII

Hernie inguinale droite réductible (Entérocèle).

X..., 36 ans. Orthodoxe. Menuisier. Bien portant. Urines
normales. Sa hernie date de 13 ans.
Cure radicale. Pratiquée le 28 avril 1898.
Chloroforme.
Procédé personnel avec suture de la paroi en un seul plan
(fils d'argent).
Ligature du sac d'après le procédé Duplay-Cazin.

Pas de suppuration.
Guéri par première intention.
Quitte l'hôpital le 30 mai 1898.

OBSERVATION XLVIII

Hernie inguinale droite réductible (Entérocèle).

Avidis X..., 22 ans. Arménien. Employé au chemin de
fer d'Aïdin. Bien portant. Urines normales. Sa hernie date de
deux ans.
Cure radicale. Pratiquée le 19 mai 1898.
Chloroforme.
Procédé personnel avec suture de la paroi en un seul plan
(fils d'argent).
Ligature du sac à la soie.
La soie du pédicule a suppuré.
Guéri par seconde intention.
Quitte l'hôpital le 15 juillet 1898.

OBSERVATION XLIX

Hernie inguinale gauche réductible (Epiplocèle).

Serkis X..., 29 ans. Arménien. Travaille dans les bâtisses.
Bien portant. Urines normales. Sa hernie date de 3 ans.
Cure radicale. Pratiquée le 23 mai 1898.
Chloroforme.
Procédé personnel avec suture de la paroi en un seul plan
(fils d'argent).
Ligature du sac d'après le procédé Duplay-Cazin.
Résection de l'épiploon ; ligature double à la soie.
Pas de suppuration.
Guérison par première intention.
Quitte l'hôpital le 15 juin 1898.

OBSERVATION L

Hernie inguinale droite réductible (Entérocèle).

Arakel X..., 36 ans. Arménien. Portefaix. Bien portant.
Urines normales. Sa hernie date de 8 ans.
Cure radicale. Pratiquée le 25 mai 1898.
Chloroforme.
Procédé personnel avec suture de la paroi en un seul plan
(fils d'argent).
Ligature du sac d'après le procédé Duplay-Cazin.
Pas de suppuration.
Guéri par première intention.
Quitte l'hôpital le 18 juin 1898.

OBSERVATION LI

Hernie inguinale droite réductible (Entérocèle).

Moustafa X..., 34 ans. Musulman. Cultivateur. Bien portant.
Urines normales. Sa hernie date de 4 ans.
Cure radicale. Pratiquée le 29 juillet 1898.
Chloroforme.
Procédé personnel avec suture de la paroi en un seul plan
(fils d'argent).
Ligature du sac à la soie.
La soie du pédicule a suppuré.
Guéri par seconde intention, après suppuration.
Sorti de l'hôpital le 10 octobre 1898.

OBSERVATION LII

Hernie inguinale gauche réductible (Entérocèle).

Ohannès X..., 40 ans. Arménien. Portefaix. Bien portant.
Urines normales. Sa hernie date de 14 ans.

Cure radicale. Pratiquée le 15 octobre 1898.

Chloroforme.

Procédé personnel avec suture de la paroi en un seul plan (fils d'argent).

Ligature du sac à la soie.

Pas de suppuration.

Géri par première intention.

Sorti de l'hôpital le 5 novembre 1898

OBSERVATION LIII

Hernie inguinale gauche réductible (Entérocèle).

Garabet X..., 30 ans. Arménien. Cocher. Bien portant. Urines normales. Sa hernie date de 7 ans.

Cure radicale. Pratiquée le 20 octobre 1898.

Chloroforme.

Procédé personnel avec suture de la paroi en un seul plan (fils d'argent).

Ligature du sac d'après le procédé Duplay-Cazin.

Pas de suppuration.

Guéri par première intention.

Quitte l'hôpital le 11 novembre 1898.

OBSERVATION LIV

Hernie inguinale gauche réductible (Epiplocèle).

Avidis X..., 45 ans. Arménien. Portefaix. Bien portant. Urines normales. Sa hernie date de 18 ans.

Cure radicale. Pratiquée le 21 octobre 1898.

Chloroforme.

Procédé personnel avec suture de la paroi en un seul plan (fils d'argent).

Ligature du sac d'après le procédé Duplay-Cazin ; pas de résection d'épiploon.

Pas de suppuration.

Guéri par première intention.

Quitte l'hôpital le 15 novembre 1898.

OBSERVATION LV

Hernie inguinale gauche réductible (Congénitale)

Elia X..., 18 ans. Orthodoxe. Garçon boulanger. Se porte bien. Urines normales.

Cure radicale. Pratiquée le 29 octobre 1898.

Chloroforme.

Procédé personnel avec suture de la paroi en un seul plan (fils d'argent).

Ligature du sac à la soie.

Guérison par première intention.

Quitte l'hôpital le 15 janvier 1898

OBSERVATION LVI

Hernie inguinale gauche réductible (Entérocèle)

Agi. B., 30 ans. Arménien. Employé de chemin de fer. Bien portant. Urines normales. Sa hernie date de 51 ans.

Cure radicale. Pratiquée le 23 octobre 1898.

Chloroforme.

Procédé personnel avec suture de la paroi en un seul plan (fils d'argent).

Ligature du sac d'après le procédé Duplay-Cazin.

Pas de suppuration.

Guéri par première intention.

Sorti de l'hôpital le 18 novembre 1898.

Observation LVII

Hernie inguinale droite (Étranglée).

Chachadur X..., 40 ans. Arménien. Portefaix. Le malade dit avoir sa hernie depuis 4 ans, mais jusqu'à hier dans l'après-midi elle sortait et rentrait librement.

Ayant fait un grand effort pour soulever un fardeau, vers les 5 heures du soir, le 22 octobre 1898, sa hernie s'est étranglée. Conduit dans le service le 23 octobre 1898 à trois heures de l'après-midi.

A l'examen de la région inguinale droite, on trouve une tumeur irréductible, douloureuse surtout au niveau du pédicule. Pas de vomissements. Arrêt des matières et des gaz depuis 22 heures, début de son étranglement. Pouls à 100. Température 37° 8.

Séance tenante, après une tentative infructueuse de taxis, je procède à une kélotomie suivie de :

Cure radicale. Sous le chloroforme, d'après le procédé personnel avec suture de la paroi (fils d'argent).

Ligature du sac à la soie.

Intestin en bon état, sauf une légère congestion.

Suites opératoires très simples.

Pas de suppuration.

Le malade sort de l'hôpital, guéri par première intention, le 20 novembre 1898.

Observation LVIII

Hernie inguinale droite irréductible.

Bokos X..., 38 ans. Arménien. Cultivateur. Bien portant. Sa hernie date de 7 ans.

Cure radicale. Pratiquée le 25 octobre 1898.

Chloroforme.

Procédé personnel avec suture de la paroi en un seul plan.

Le cœcum était adhérent au sac.

Réduction en masse du sac et du gros intestin, après avoir fait un surjet à la soie fine sur le sac.

Pas de suppuration.

Le malade sort, guéri par première intention, le 22 novembre 1898.

OBSERVATION LIX

Hernie inguinale droite réductible (Entérocèle).

Foti X..., 33 ans. Orthodoxe. Cuisinier. Bien portant. Urines normales. Sa hernie date de 9 ans.

Cure radicale. Pratiquée le 26 octobre 1898.

Chloroforme.

Procédé personnel avec suture de la paroi en un seul plan.

Ligature du sac d'après le procédé Duplay-Cazin.

Pas de suppuration.

Guéri par première intention.

Sorti de l'hôpital le 22 novembre 1898

OBSERVATION LX

Hernie inguinale gauche réductible (Entérocèle Congénitale).
(On a trouvé dans le sac l'appendice iléo-cœcal.)

Pétro, 17 ans. Orthodoxe. Bien portant. Urines normales.

Cure radicale. Pratiquée le 26 octobre 1898.

Chloroforme.

Procédé personnel avec suture de la paroi en un seul plan (fils d'argent).

Ligature du sac d'après le procédé Duplay-Cazin.

Réduction simple, l'appendice cœcal est simplement rentré.

Pas de suppuration.

Guéri par première intention.
Sorti de l'hôpital le 23 novembre 1898.

OBSERVATION LXI

Hernie inguinale gauche réductible (Entéro-épiplocèle).

Aram X..., 40 ans. Arménien. Portefaix. Bien portant. Urines normales. Sa hernie date de 15 ans.
Cure radicale. Pratiquée le 27 octobre 1898.
Chloroforme.
Procédé Bassini, avec modification apportée par Duplay et Cazin ; fils d'argent en U.
Ligature du sac à la soie.
9e jour. Enlèvement des fils superficiels.
12e jour. Enlèvement des fils profonds.
Pas de suppuration.
Guéri par première intention.
Sorti de l'hôpital le 27 novembre 1898.

OBSERVATION LXII

Hernie inguinale droite réductible (Epiplocèle).

Kevork X..., 22 ans. Arménien. Cireur de bottes. Bien portant. Urines normales. Sa hernie date de 4 ans.
Cure radicale. Pratiquée le 28 octobre 1898.
Chloroforme.
Procédé personnel avec suture de la paroi en un seul plan (fils d'argent).
Ligature du sac à la soie.
Pas de suppuration.
Guéri par première intention.
Sorti de l'hôpital le 26 novembre 1898.

Observations LXIII et LXIV

Hernie inguinale double réductible (Entérocèle).

Nigohos X..., 34 ans, Arménien. Portefaix. Bien portant. Urines normales. Sa hernie date de 6 ans.

Cure radicale. dans la même séance on pratique la cure radicale des deux côtés, le 1er novembre 1898.

Chloroforme.

Procédé personnel avec suture de la paroi en un seul plan.

Des deux côtés, ligature du sac d'après le procédé Duplay-Cazin.

Guérison par première intention.

Sorti de l'hôpital le 28 novembre 1898.

Observation LXV

Hernie inguinale droite réductible (Entérocèle).
(Hernie du gros intestin, cæcum.)

Artin X.... 35 ans, Arménien, Journalier. Bien portant. Urines normales. Sa hernie date de 3 ans, suite d'efforts.

Cure radicale. pratiquée le 4 novembre 1898.

Chloroforme.

Procédé Bassini, avec modification de Duplay et Cazin ; fils en U.

Ligature du sac d'après le procédé de Duplay et Cazin.

Pas de suppuration.

Sort, guéri par première intention, le 30 novembre 1898.

Observation LXVI

Hernie inguinale droite réductible (Entéro-Epiplocèle.)

Hussein, 32 ans. Musulman. Charretier. Bien portant. Urines normales. Sa hernie date de 8 ans.

Cure radicale. Pratiquée le 8 novembre 1898.
Chloroforme.
Procédé personnel avec suture de la paroi en un seul plan (fils d'argent).
Ligature du sac procédé Duplay-Cazin.
Pas de suppuration.
Guéri par première intention.
Sorti de l'hôpital le 2 décembre 1898.

OBSERVATION LXVII

Hernie inguinale droite réductible (Entéro-Epiplocèle).

Bohos X..., 42 ans. Arménien. Charretier. Bien portant. Urines normales. Sa hernie date de 10 ans.
Cure radicale. Pratiquée le 10 novembre 1898.
Chloroforme.
Procédé personnel avec suture de la paroi en un seul plan, (fils d'argent.)
Ligature du sac d'après le procédé Duplay-Cazin.
Pas de résection de l'épiploon.
Pas de suppuration.
Guéri par première intention.
Sorti de l'hôpital le 5 décembre 1898.

OBSERVATION LXVIII

Hernie inguinale droite réductible (Epiplocèle).

Aleco X..., 33 ans. Orthodoxe. Epicier. Bien portant. Urines normales. Sa hernie date de 6 ans.
Cure radicale. Pratiquée le 11 novembre 1898.
Chloroforme.
Procédé personnel avec suture de la paroi en un seul plan Sans résection de l'épiploon.

Ligature du sac à la soie.
Pas de suppuration.
Guéri par première intention.
Sorti de l'hôpital le 6 décembre 1898.

OBSERVATION LXIX

Hernie inguinale droite réductible (Entérocèle).
(Hernie de l'appendice cæcal.)

X..., 36 ans. Arménien. Portefaix. Bien portant. Urines normales. La hernie date de 8 ans.
Cure radicale. Pratiquée le 15 novembre 1898.
Chloroforme.
Procédé personnel avec suture de la paroi en un seul plan (fils d'argent).
Ligature du sac d'après le procédé de Duplay et Cazin.
Pas de suppuration.
Guéri par première intention.
Sorti de l'hôpital le 10 décembre 1898.

OBSERVATION LXX

Hernie inguinale gauche réductible (Entérocèle).

Vartan, 30 ans. Arménien. Portefaix. Bien portant. Urines normales. Sa hernie date de 5 ans.
Cure radicale. Pratiquée le 19 novembre 1898.
Chloroforme.
Procédé personnel avec suture de la paroi en un seul plan (fils d'argent).
Ligature du sac d'après le procédé de Duplay et Cazin.
Pas de suppuration.
Guéri par première intention.
Sorti de l'hôpital le 15 décembre 1898.

Observation LXXI

Hernie inguinale droite réductible (Entérocèle).

Mardiros, 36 ans, Arménien. Portefaix. Bien portant. Urines normales. Sa hernie date de 4 ans.

Cure radicale. Pratiquée le 20 novembre 1898.

Chloroforme.

Procédé personnel avec suture de la paroi en un seul plan (fils d'argent).

Ligature du sac d'après le procédé Duplay-Cazin.

Pas de suppuration.

Guéri par première intention.

Sorti de l'hôpital le 15 décembre 1898.

Observation LXXII

Hernie inguinale gauche réductible (Entérocèle).

Agop X..., 28 ans. Arménien. Portefaix. Bien portant. Urines normales. Sa hernie date de 3 ans.

Cure radicale. Pratiquée le 22 novembre 1898.

Chloroforme.

Procédé personnel avec suture de la paroi en un seul plan (fils d'argent).

Ligature du sac d'après le procédé Duplay-Cazin.

Pas de suppuration.

Guéri par première intention.

Sorti de l'hôpital le 19 décembre 1898.

Observation LXXIII

Hernie inguinale droite réductible (Entérocèle).

Moïse, 28 ans. Israélite. Journalier. Bien portant. Urines normales. Sa hernie date de 4 ans.

Cure radicale. Pratiquée le 30 novembre 1898.

Chloroforme.

Procédé Bassini, avec modification d'après le procédé Duplay-Cazin avec les fils en U.

Ligature du sac procédé Duplay-Cazin.

Guérison par première intention.

Sorti de l'hôpital le 25 décembre 1898.

OBSERVATION LXXIV

Hernie inguinale droite irréductible (Epiplocèle).
(L'épiploon adhérent au sac.)

Athanasi, 31 ans. Orthodoxe. Jardinier. Bien portant. Urines normales. Sa hernie date de 6 ans.

Cure radicale. Pratiquée le 3 décembre 1898.

Chloroforme.

Procédé personnel avec suture de la paroi en un seul plan (fils d'argent).

Résection de l'épiploon après avoir mis une ligature double en chaîne à la soie sur le pédicule.

Ligature du sac à la soie.

Pas de suppuration.

Guéri par première intention.

Sorti de l'hôpital le 30 décembre 1898.

OBSERVATION LXXV

Hernie inguinale droite réductible (Entérocèle).

X..., 19 ans, Arménien. Cordonnier. Bien portant. Urines normales. Sa hernie date de 3 ans.

Cure radicale : pratiquée le 3 décembre 1898.

Chloroforme.

Procédé personnel avec suture de la paroi en un seul plan
(fils d'argent).

Ligature du sac d'après le procédé de Duplay et Cazin.

Pas de suppuration.

Guéri par première intention.

Sorti de l'hôpital le 31 décembre 1898.

OBSERVATION LXXVI

Hernie inguinale droite réductible. Congénitale (Epiplocèle).

Arakel, 17 ans. Arménien. Bien portant. Urines normales.

Cure radicale. Pratiquée le 7 décembre 1898.

Chloroforme.

Procédé personnel avec suture de la paroi en un seul plan.

Ligature du sac d'après le procédé de Duplay et Cazin.

Pas de suppuration.

Guéri par première intention.

Sorti de l'hôpital le 5 janvier 1899.

OBSERVATION LXXVII

Hernie inguinale droite réductible (Entérocèle).

Garabet, 42 ans. Arménien. Berger. Bien portant, à part une
toux tabagique. Urines normales. Sa hernie date de 14 ans.

Cure radicale. Pratiquée le 10 décembre 1898.

Chloroforme.

Procédé Bassini, avec modification d'après le procédé Duplay-Cazin avec fils en U.

Ligature du sac d'après Duplay Cazin.

Réunion par première intention.

Guérison.

Sorti le 8 janvier 1899.

Observation LXXVIII

Hernie inguinale droite réductible (Entérocèle).

Avram, 33 ans, Israélite. Marchand dans la rue. Bien portant. Sa hernie date de 12 ans.

Cure radicale. Pratiquée le 16 décembre 1898.

Chloroforme.

Procédé personnel avec suture de la paroi en un seul plan (fils d'argent).

Ligature du sac d'après Duplay-Cazin.

Pas de suppuration.

Guéri par première intention.

Sorti de l'hôpital le 10 janvier 1899.

Observation LXXIX

Hernie inguinale droite récidivée. Réductible (Entérocèle).

Pierre X..., 27 ans, Catholique, Employé de chemin de fer. Bien portant. Avait sa hernie à l'âge de 20 ans. A été opéré pour la première fois il y a deux ans à Smyrne. Urines normales.

Cure radicale. Pratiquée le 8 janvier 1899.

Chloroforme.

Procédé personnel avec suture de la paroi en un seul plan (fils d'argent).

Ligature d'après le procédé Duplay-Cazin.

Pas de suppuration.

Guéri par première intention.

Sorti de l'hôpital le 31 janvier 1899.

OBSERVATION LXXX

Hernie inguinale droite réductible (Entéro-Epiplocèle).

Ismaïl, 38 ans. Musulman. Portefaix. Bien portant. Urines normales. Sa hernie date de 5 ans.

Cure radicale. Pratiquée le 9 janvier 1899.

Chloroforme.

Procédé personnel avec suture de la paroi en un seul plan (fils d'argent).

Ligature du sac Duplay-Cazin.

Pas de suppuration.

Guéri par première intention.

Sorti de l'hôpital le 31 janvier 1899.

OBSERVATION LXXXI

Hernie inguinale gauche réductible (Entérocèle).

Vartan, 35 ans. Arménien. Portefaix. Bien portant. Urines normales. Sa hernie date de 8 ans.

Cure radicale. Pratiquée le 10 janvier 1899.

Chloroforme.

Procédé personnel avec suture de la paroi en un seul plan (fils d'argent).

Ligature du sac à la soie.

La soie du sac a suppuré.

Guéri par seconde intention.

Au bout d'un mois il a éliminé la soie du pédicule. La cicatrisation complète de la plaie a été obtenue en un mois et demi.

Sorti de l'hôpital le 5 mars 1899.

OBSERVATION LXXXII

Hernie inguinale droite réductible (Entérocèle).
(Le sac contenait l'appendice cœcal.)

Aroutouin, 30 ans. Arménien. Employé de commerce. Bien
portant. Urines normales. Sa hernie date de 6 ans.
Cure radicale. Pratiquée le 11 janvier 1899.
Chloroforme.
Procédé personnel avec fils d'argent pour la suture de la paroi
en un seul plan.
Ligature du sac d'après le procédé Duplay-Cazin.
Pas de suppuration.
Guéri par première intention.
Sorti de l'hôpital le 2 février 1899.

OBSERVATION LXXXIII

Hernie inguinale gauche réductible (Entérocèle).

Thavit, 33 ans. Arménien. Portefaix. Bien portant. Urines
normales. La hernie date de 7 ans.
Cure radicale. Pratiquée le 29 janvier 1899.
Chloroforme.
Procédé personnel avec suture de la paroi en un seul plan
(fils d'argent).
Ligature du sac d'après le procédé Duplay-Cazin.
Pas de suppuration.
Guéri par première intention.
Quitte l'hôpital le 3 mars 1899.

Observation LXXXIV

Hernie inguinale droite réductible (Entérocèle).
(Dans le sac, hernie de l'appendice cœcal.)

Avidis, 31 ans. Arménien. Cocher de fiacre. Bien portant. Urines normales. Sa hernie date de six ans.

Cure radicale. Pratiquée le 30 janvier 1899.

Chloroforme.

Procédé personnel avec suture de la paroi en un seul plan (fils d'argent).

Ligature du sac d'après le procédé de Duplay et Cazin.

Pas de suppuration.

Guéri par première intention.

Sorti de l'hôpital le 3 mars 1899.

Observation LXXXV

Hernie inguinale droite réductible (Entérocèle).

Panayoti, 32 ans. Orthodoxe. Maçon. Bien portant. Urines normales. Sa hernie date de 3 ans.

Cure radicale. Pratiquée le 2 février 1901.

Chloroforme.

Procédé personnel avec suture de la paroi en un seul plan (fils d'argent).

Ligature du sac d'après le procédé Duplay-Cazin.

Pas de suppuration.

Guéri par première intention.

Sorti de l'hôpital le 5 mars 1899.

Observation LXXXVI

Hernie inguinale gauche réductible (Entérocèle).

Bohos L..., 31 ans. Israélite. Ferblantier. Bien portant. Urines normales. Sa hernie date de 11 ans.

Cure radicale. Pratiquée le 5 février 1899.

Chloroforme.

Procédé personnel avec suture de la paroi en un seul plan (fils d'argent).

Ligature du sac d'après le procédé de Duplay et Cazin.

Pas de suppuration.

Guéri par première intention.

Sorti de l'hôpital le 8 mars 1899.

OBSERVATION LXXXVII

Hernie inguinale droite réductible. Congénitale. (Entérocèle).

Ch..., 18 ans. Arménien. Bien portant. Urines normales.

Cure radicale. Pratiquée le 7 février 1899.

Chloroforme.

Procédé personnel avec suture de la paroi en un seul plan (fils d'argent).

Grandes difficultés pour rompre les adhérences entre le sac et la vaginale ; déchirure de la vaginale sur laquelle on applique un surjet à la soie fine.

Ligature du sac d'après le procédé Duplay-Cazin.

Pas de suppuration.

Guéri par première intention.

Sorti de l'hôpital le 10 mars 1899.

OBSERVATION LXXXVIII

Hernie inguinale droite réductible (Epiplocèle).

Nigohos, 27 ans. Arménien. Cocher de fiacre. Bien portant. Urines normales. Sa hernie date de 4 ans.

Cure radicale. Pratiquée le 8 février 1899.

Chloroforme.

Procédé personnel avec suture de la paroi en un seul plan (fils d'argent).

Ligature du sac d'après le procédé Duplay-Cazin.

Pas de résection de l'épiploon.

Pas de suppuration.

Guéri par première intention.

Sorti le 10 mars 1899.

OBSERVATION LXXXIX

Hernie inguinale gauche réductible (Entérocèle).

Agop X...., 25 ans. Arménien. Bonne santé. Urines normales. Sa hernie date de 2 ans. Souffre beaucoup de sa hernie.

Cure radicale. Pratiquée le 12 février 1899.

Chloroforme.

Procédé personnel avec suture de la paroi en un seul plan (fils d'argent).

Ligature du sac à la soie tressée.

Pas de suppuration.

Guéri par première intention.

Sorti le 14 mars 1899.

OBSERVATIONS XC et XCI

Hernie double réductible des deux côtés (Entérocèle).

Vartan Hach..., 36 ans. Arménien. Portefaix. Bien portant. Urines normales. Sa hernie du côté droit date de 6 ans, celle du côté gauche de 4 ans.

Cure radicale. Pratiquée le 23 février 1899.

Chloroforme.

Des deux côtés, dans la même séance, on pratique le procédé personnel avec suture de la paroi en un seul plan (fils d'argent)

Ligature des deux sacs d'après le procédé Duplay-Cazin.

Pas de suppuration.
Guéri par première intention.
Sorti de l'hôpital le 20 mars 1899.

OBSERVATION XCII

Hernie inguinale droite réductible (Sans sac).

Pétro, 22 ans. Orthodoxe. Cocher de fiacre. Bien portant.
Urines normales. Sa hernie date de 4 ans.
Cure radicale. Pratiquée le 25 février 1899.
Chloroforme.
Après plusieurs tentatives infructueuses pour la recherche du
sac on reconstitue la paroi d'après le procédé personnel avec
suture de la paroi en un seul plan (fils d'argent).
Pas de suppuration.
Guéri par première intention.
Présente aujourd'hui une paroi très solide.
Sorti de l'hôpital le 22 mars 1899.

OBSERVATION XCIII

Hernie inguinale droite réductible (Entérocèle).

Stavros, 36 ans. Orthodoxe. Palefrenier. Bien portant. Uri-
nes normales. Sa hernie date de 5 ans.
Cure radicale. Pratiquée le 26 février 1899.
Chloroforme.
Procédé personnel avec suture de la paroi en un seul plan
(fils d'argent).
Ligature du sac d'après le procédé Duplay-Cazin.
Pas de suppuration.
Guéri par première intention.
Sorti le 23 mars 1899.

Observation XCIV

Hernie inguinale droite réductible, (Entérocèle)

Bedros, 42 ans. Arménien. Portefaix. Bien portant. Urines normales. Sa hernie date de 14 ans.

Cure radicale. Pratiquée le 1er mars 1899.

Chloroforme.

Procédé personnel avec suture de la paroi en un seul plan, (fils d'argent).

Ligature du sac d'après le procédé Duplay-Cazin.

Pas de suppuration.

Sort, guéri par première intention, le 29 mars 1899.

Observation XCV

Hernie inguinale gauche réductible (Entérocèle).

Serkis, 31 ans. Arménien. Journalier. Bien portant. Urines normales. Sa hernie date de 7 ans.

Cure radicale. Pratiquée le 2 mars 1899.

Chloroforme.

Procédé personnel avec suture de la paroi en un seul plan, (fils d'argent).

Ligature du sac à la soie. Le pédicule du sac a suppuré, le fil de soie éliminé au bout de 25 jours.

Guéri par seconde intention.

Sorti le 10 mai 1899.

Observation XCVI

Hernie inguinale droite réductible recidivée (Entérocèle).

Mahamet, 56 ans. Musulman. Bien portant. A été opéré

pour la première fois au commencement de 1898 à Chypre,
par un chirurgien militaire Anglais

Urines normales.

Cure radicale. Pratiquée le 2 mars 1899.

Chloroforme.

Procédé personnel avec suture de la paroi en un seul plan
(fils d'argent).

Ligature du sac d'après le procédé de Duplay-Cazin.

Pas de suppuration.

Guéri par première intention.

Sorti le 30 mars 1899.

OBSERVATION XCVII

Hernie inguinale gauche réductible (Epiplocèle).

Avidis, 28 ans. Arménien. Employé au chemin de fer de
Aïdin. Bien portant, Urines normales. Sa hernie date de 6
ans.

Cure radicale. Pratiquée le 3 mars 1899.

Chloroforme.

Procédé personnel avec suture de la paroi en un seul plan.
(fils d'argent).

Résection de l'épiploon après avoir mis une ligature double
à la soie tressée.

Ligature du sac d'après le procédé Duplay-Cazin.

Quarante-huit heures après l'opération le malade est pris
d'une forte douleur au niveau de l'ombilic.

Au moment de notre visite nous constatons une température
de 39°. Ballonnement du ventre, facies grippé, délire, le pouls à
120, la respiration 58 à la minute. Le malade nous dit n'avoir
eu depuis l'opération ni émission de matières fécales, ni émission de gaz. En sommes nous nous trouvons en présence d'un
malade présentant tous les symptômes d'une péritonite suraiguë.

Devant l'état grave du malade on lui propose une laparotomie immédiate, le malade refuse l'intervention.

Mort le lendemain matin, c'est-à-dire le 6 mars 1899.

Autopsie. A l'ouverture du ventre il s'écoule un liquide louche comme du bouillon.

Nous trouvons des fausses membranes au niveau du pédicule de l'épiploon sur les intestins, des adhérences à ce niveau, les intestins congestionnés.

La cause de cette péritonite suraiguë est, sans aucun doute, le fil de soie du pédicule épiploïque.

Observation XCVIII

Hernie inguinale droite réductible (Epiplocèle).

Moustafa, 45 ans. Musulman. Charretier. Bien portant. Urines normales. Sa hernie date de 4 ans.

Cure radicale. Pratiquée le 4 mars 1899.

Chloroforme.

Procédé personnel avec suture de la paroi en un seul plan, (fils d'argent).

Ligature du sac d'après le procédé de Duplay et Cazin.

Résection de l'épiploon après avoir mis une ligature croisée à la soie.

La soie de l'opération 97 a subi une deuxième ébullition.

Accident. Le troisième jour de l'opération, c'est-à-dire le 7 mars, le malade nous a présenté du côté droit une épiploïte. (Tumeur grosse comme une orange).

Avec le repos absolu et les compresses boriquées, appliquées sur la tumeur, tout est rentré dans l'ordre.

Guérison par seconde intention après suppuration.

Quitte l'hôpital le 4 juin 1899.

Observation XCIX

Hernie inguinale gauche réductible (Epiplocèle).

Kevrok, 27 ans. Arménien, Portefaix. Bien portant. Urines normales. Sa hernie, date de 5 ans.
Cure radicale. Pratiquée le 5 mars 1899.
Chloroforme.
Procédé personnel avec suture de la paroi en un seul plan.
Ligature du sac d'après le procédé Duplay-Cazin.
Résection de l'épiploon après avoir mis une ligature croisée à la soie.
La soie est la même que celle qui a servi dans les observations XCVII et XCVIII, mais a subi une troisième ébullition d'une heure.
Cette fois encore le malade a présenté des symptômes d'épiploïte, mais légers, consistant en douleurs vagues en un point fixe (côté gauche), vomissements ; pas de constatation de tumeur. Au bout de dix jours disparition de tous ces symptômes.
Pas de suppuration.
Guéri par première intention.
Sorti le 18 mai 1899.

Observation C

Hernie inguinale gauche réductible (Entérocèle).

Serkis, 35 ans. Arménien. Portefaix. Bien portant. Urines normales. Sa hernie date de 8 ans.
Cure radicale. Pratiquée le 6 mars 1899.
Chloroforme.
Procédé personnel avec suture de la paroi en un seul plan (fils d'argent).

Ligature du sac d'après le procédé Duplay-Cazin.
Pas de suppuration.
Guéri par première intention.
Quitte l'hôpital le 29 mars 1899.

OBSERVATION CI

Hernie inguinale droite réductible (Entérocèle).

Markar, 38 ans. Arménien. Menuisier. Bien portant. Urines normales. Sa hernie date de 6 ans.
Cure radicale. Pratiquée le 8 mars 1899.
Chloroforme.
Procédé personnel avec suture de la paroi en un seul plan (fils d'argent).
Ligature du sac d'après le procédé de Duplay-Cazin.
Pas de suppuration.
Guéri par première intention.
Sorti le 30 mars 1899.

OBSERVATION CII

Hernie inguinale droite réductible (Congénitale).

Hamet, 19 ans. Musulman. Cocher. Bien portant. Urines normales.
Cure radicale. Pratiquée le 9 mars 1899.
Chloroforme.
Procédé personnel avec suture de la paroi en un seul plan (fils d'argent).
Ligature du sac par le procédé Duplay-Cazin.
Pas de suppuration.
Guéri par première intention.
Quitte l'hôpital le 2 avril 1899.

Observation CIII

Hernie inguinale droite réductible (Entérocèle).

Samuel, 28 ans. Israélite. Journalier. Bien portant. Urines normales. Sa hernie date de 8 ans.

Cure radicale. Pratiquée le 20 mars 1899.

Chloroforme.

Procédé personnel avec suture de la paroi en un seul plan (fils d'argent).

Ligature du sac d'après le procédé de Duplay et Cazin.

Pas de suppuration.

Guéri par première intention.

Quitte l'hôpital le 15 avril 1899.

Observation CIV

Hernie inguinale droite réductible (Entérocèle).

Yanko, 38 ans. Orthodoxe. Cocher de fiacre. Bien portant. Urines normales. Sa hernie date de 5 ans.

Cure radicale. Pratiquée le 21 mars 1899.

Chloroforme.

Procédé personnel avec suture de la paroi en un seul plan (fils d'argent).

Ligature du sac d'après le procédé de Duplay et Cazin.

Pas de suppuration.

Guéri par première intention.

Quitte l'hôpital le 16 avril 1899.

Observation CV

Hernie inguinale gauche réductible (Entérocèle).

Bohos, 29 ans. Arménien. Portefaix. Bien portant. Urines normales. Sa hernie date de 4 ans.

Cure radicale : Pratiquée le 24 mars 1899.

Chloroforme.

Procédé personnel avec suture de la paroi en un seul plan (fils d'argent).

Ligature du sac d'après le procédé de Duplay et Cazin.

Pas de suppuration.

Guéri par première intention.

Quitte l'hôpital le 18 avril 1899.

OBSERVATION CVI

Hernie inguinale gauche réductible (Entérocèle).

Melcon, 29 ans. Arménien. Tailleur de pierres. Bien portant. Urines normales. Sa hernie date de 8 ans.

Cure radicale. Pratiquée le 26 mars 1899.

Chloroforme.

Procédé personnel avec suture de la paroi en un seul plan (fils d'argent).

Ligature du sac d'après le procédé Duplay-Cazin.

Pas de suppuration.

Guéri par première intention.

Quitte l'hôpital le 20 avril 1899.

OBSERVATION CVII

Hernie inguinale gauche réductible (Entérocèle)

Miran, 27 ans. Arménien. Charretier. Bien portant. Urines normales. Sa hernie date de 3 ans.

Cure radicale. Pratiquée le 3 avril 1899.

Chloroforme.

Procédé personnel avec suture de la paroi en un seul plan (fil d'argent).

Ligature du sac d'après le procédé Duplay-Cazin.

Pas de suppuration.

Guéri par première intention.

Quitte l'hôpital le 26 avril 1899.

OBSERVATION CVIII

Hernie inguinale droite réductible (Entérocèle).

Mardiros, 37 ans. Arménien. Charretier. Comme antécédent personnel : Impaludisme avec une hypertrophie considérable de la rate, descendant jusqu'à la fosse illiaque gauche. Ce qui motive notre intervention, ce sont les douleurs (au point d'empêcher le malade d'entreprendre n'importe quel travail). Urines normales. Sa hernie date de 8 ans.

Cure radicale. Pratiquée le 5 avril 1899.

Chloroforme.

Procédé personnel avec suture de la paroi en un seul plan (fils d'argent).

Ligature du sac à la soie tressée.

Le troisième jour de l'opération, c'est-à-dire le 8 avril, je fais sauter les fils profonds et superficiels, à cause de la suppuration. Le fil de soie du pédicule a suppuré.

La plaie est drainée largement.

Tout allait bien, la plaie a pris un excellent aspect, l'état général est bon, enfin, tout nous faisait supposer une guérison rapide par seconde intention.

A 3 heures de l'après-midi, le 14 avril, c'est-à-dire 11 jours après l'opération, le malade est pris d'une hémorrhagie au niveau de la plaie.

L'infirmier après plusieurs tentatives infructueuses faites pour arrêter l'hémorrhagie se décide enfin à me faire prévenir, cinq heures après le début de l'hémorrhagie.

J'arrive à l'hôpital à 7 heures 1/2 du soir, avec mon excellent ami le docteur E. Magglar.

Le pansement défait, nous constatons que l'hémorrhagie provenait d'une artère du cordon, nous n'avons eu aucune peine à arrêter l'hémorrhagie en appliquant une pince hémostatique sur le vaisseau qui donnait.

L'état du malade était excessivement grave : Pouls imperceptible, faciès décoloré ; extrémités froides, respiration : 70 à la minute.

Séance tenante, on lui fait quatre litres de sérum artificiel, plusieurs injections de caféine, d'éther et d'huile camphrée.

Bien que le pouls sous l'influence de ces injections eût l'air de remonter, nous conservons peu d'espoir de sauver notre malade.

Mort 6 heures après notre arrivée.

L'autopsie n'a pas été faite.

Nous ne pouvons incriminer que l'infirmier pour nous avoir prévenu trop tard.

OBSERVATION CIX

Hernie inguinale droite réductible (Entérocèle).

Harschak, 33 ans. Arménien. Cultivateur. Bien portant. Urines normales. Sa hernie date de 8 ans.

Cure radicale. Pratiquée le 15 avril 1899.

Chloroforme.

Procédé personnel avec suture de la paroi en un seul plan (fils d'argent).

Ligature du sac d'après le procédé de Duplay et Cazin.

Pas de suppuration.

Guéri par première intention.

Sorti de l'hôpital le 3 mai 1898.

Observation CX

Hernie inguinale droite réductible (Entéro-Epiplocèle).

Gourlian, 34 ans. Arménien. Cultivateur. Bien portant.
Urines normales. Sa hernie date de 6 ans.
Cure radicale. Pratiquée le 16 avril 1899.
Chloroforme.
Procédé personnel avec suture de la paroi en un seul plan
(fils d'argent).
Ligature du sac d'après le procédé Duplay-Cazin.
Pas de résection de l'épiploon.
Pas de suppuration.
Guéri par première intention.
Sorti de l'hôpital le 3 mai 1899.

Observation CXI

Hernie inguinale gauche réductible (Entérocèle).

Hamparchoum, 47 ans. Arménien. Garçon de café. Bien por-
tant. Urines normales. Sa hernie date de 18 ans.
Cure radicale. Pratiquée le 17 avril 1899.
Chloroforme.
Procédé personnel avec suture de la paroi en un seul plan
(fils d'argent).
Ligature du sac au catgut.
Pas de suppuration.
Guéri par première intention.
Sorti de l'hôpital le 5 mai 1899.

Observation CXII
Hernie inguinale gauche réductible (Entérocèle).

Leonida, 28 ans. Orthodoxe. Menuisier. Bien portant. Urines
normales. Sa hernie date de 5 ans.

Cure radicale. Pratiquée le 20 avril 1899.

Chloroforme.

Procédé personnel avec suture de la paroi en un seul plan (fils d'argent).

Ligature du sac d'après le procédé Duplay-Cazin.

Pas de suppuration.

Guéri par première intention.

Sorti de l'hôpital le 8 mai 1899.

Observation CXIII

Hernie inguinale droite réductible (Entérocèle).

Goko X..., 32 ans. Orthodoxe. Garçon boucher. Bien portant. Urines normales. Sa hernie date de 11 ans.

Cure radicale. Pratiquée le 22 avril 1899.

Chloroforme.

Procédé Bassini, avec modification de Duplay-Cazin. Fils en U.

Reconstitution des parois sans fils perdus.

Ligature du sac d'après Duplay-Cazin.

Cicatrisation par première intention. Pas de suppuration.

Enlèvement des fils superficiels le huitième jour.

Enlèvement des fils profonds le quatorzième jour.

Sorti de l'hôpital le 12 mai 1899.

Observation CXIV

Hernie inguinale gauche réductible (Entérocèle).

Serkissian, 47 ans. Arménien. Cocher de Fiacre. Bien portant. Urines normales. Sa hernie date de 15 ans.

Cure radicale. Pratiquée le 23 avril 1899.

Chloroforme.

Procédé personnel avec suture de la paroi en un seul plan (fils d'argent).

Ligature du sac d'après Duplay-Cazin.

Pas de suppuration.

Guéri par première intention.

Sorti de l'hôpital le 12 mai 1899.

OBSERVATION CXV

Hernie inguinale droite réductible (Entérocèle Congénitale).

(On a trouvé l'appendice cœcal dans le sac.)

David, 18 ans. Arménien. Employé. Bien portant. Urines normales.

Cure radicale. Pratiquée le 25 avril 1899.

Chloroforme.

Procédé personnel avec suture de la paroi en un seul plan (fils d'argent).

On n'a pas eu trop de difficultés pour rompre les adhérences du sac avec la vaginale.

Ligature du sac d'après le procédé de Duplay Cazin.

Pas de suppuration.

Guéri par première intention.

Sorti de l'hôpital le 14 mai 1899.

OBSERVATION CXVI

Hernie inguinale droite réductible (Entérocèle).

Agi Pétro, 35 ans. Orthodoxe. Boulanger. Bien portant. Urines normales. Sa hernie date de 14 ans.

Cure radicale. Pratiquée le 28 avril 1899.

Chloroforme.

Procédé personnel avec suture de la paroi en un seul plan (fils d'argent).

Ligature du sac au catgut.

Réunion par première intention. Pas de suppuration.

Sorti guéri le 15 mai 1899.

OBSERVATION CXVII

Hernie inguinale droite réductible (Entérocèle).

Ali Ohmer, 33 ans. Musulman. Portefaix. Bien portant. Urines normales. Sa hernie date de 8 ans.

Cure radicale. Pratiquée le 10 mai 1899.

Chloroforme.

Procédé Bassini avec la modification de Duplay-Cazin (fils d'argent en U).

Reconstitution des parois sans fils perdus.

Ligature du sac d'après le procédé Duplay-Cazin.

Cicatrisation par première intention.

Pas de suppuration.

Enlèvement des fils superficiels le 8e jour.

Enlèvement des fils profonds le 14e jour.

Sorti guéri le 3 juin 1899.

OBSERVATIONS CXVIII et CXIX

Hernie inguinale double réductible (Entérocèle)

Bédrossian, 34 ans. Arménien. Tailleur de pierre. Bien portant. Urines normales. Sa hernie date de 6 ans.

Cure radicale. Dans la même séance on opère, le 14 mai 1899, les deux hernies.

Chloroforme.

Des deux côtés procédé personnel avec suture de la paroi en un seul plan (fils d'argent).

Ligature du sac d'après Duplay-Cazin.
Cicatrisation par première intention. Pas de suppuration.
Sorti de l'hôpital le 8 juin 1899.

OBSERVATION CXX

Hernie inguinale gauche réductible (Entérocèle).

Lambros, 30 ans. Orthodoxe. Travaille à la douane. Bien portant. Urines normales. Sa hernie date de 5 ans.
Cure radicale. Pratiquée le 20 mai 1899.
Chloroforme.
Procédé personnel avec suture de la paroi en un seul plan (fils d'argent).
Ligature du sac d'après le procédé Duplay-Cazin.
Pas de suppuration.
Sort, guéri par première intention, le 8 juin 1899.

OBSERVATION CXXI

Hernie inguinale droite réductible (Entérocèle).

Hachadour, 40 ans. Arménien. Bien portant. Urines normales. Sa hernie date de 6 ans.
Cure radicale. Pratiquée le 25 mai 1899.
Chloroforme.
Procédé Bassini avec modification de Duplay-Cazin (fils d'argent en U).
Reconstitution des parois sans fils perdus.
Ligature du sac d'après le procédé Duplay-Cazin.
Réunion par première intention. Pas de suppuration.
Enlèvement des fils superficiels le 8⁰ jour.
Enlèvement des fils profonds le 14⁰ jour.
Sorti le 12 juin 1899.

Observation CXXII

Hernie inguinale gauche réductible (Entéro-Epiplocèle).

Moustafa A..., 32 ans. Musulman. Portefaix. Bien portant. Urines normales. Sa hernie date de 5 ans.

Cure radicale. Pratiquée le 27 mai 1899.

Chloroforme.

Procédé personnel avec suture de la paroi en un seul plan (fils d'argent). Sans résection de l'épiploon.

Ligature du sac d'après le procédé de Duplay-Cazin.

Guérison par première intention.

Sorti de l'hôpital le 15 juin 1899.

Observation CXXIII

Hernie inguinale gauche réductible (Entérocèle).

Stavridis, 23 ans. Grec. Epicier. Bien portant. Urines normales. Sa hernie date de 6 ans.

Cure radicale. Pratiquée le 27 mai 1899.

Chloroforme.

Procédé personnel avec suture de la paroi en un seul plan (fils d'argent).

Ligature du sac d'après le procédé Duplay-Cazin.

Guérison par première intention.

Sorti de l'hôpital le 15 juin 1899.

Observation CXXIV

Hernie inguinale gauche réductible (Entérocèle).

Ahmet. 26 ans. Musulman. Conducteur de tramway. Bien portant. Urines normales. Sa hernie date de 4 ans.

Cure radicale. Pratiquée le 1er juin 1899.

Chloroforme.

Procédé personnel avec suture de la paroi en un seul plan (fils d'argent).

Ligature du sac d'après le procédé Duplay-Cazin.

Guérison par première intention.

Sorti de l'hôpital le 18 juin 1899.

OBSERVATION CXXV

Hernie inguinale gauche réductible (Entérocèle).

Setrak Ar..., 32 ans. Arménien. Cordonnier. Bien portant. Urines normales. Sa hernie date de 8 ans.

Cure radicale. Pratiquée le 3 juin 1899.

Chloroforme.

Procédé Bassini, avec modification apportée par Duplay et Cazin (fils d'argent en U).

Ligature du sac d'après le procédé de Duplay et Cazin.

Enlèvement des fils superficiels le 8e jour.

Enlèvement des fils profonds le 14º jour.

Réunion par première intention.

Sorti guéri le 22 juin 1899.

OBSERVATION CXXVI

Hernie inguinale droite réductible (Entérocèle).

(On a trouvé dans le sac le cœcum adhérent. Impossible de rompre les adhérences du sac avec le cœcum ; après avoir mis un surjet à la soie fine sur le sac, on réduit le tout. Le malade a parfaitement guéri en présentant une paroi très solide.)

Seropé Mihaïl, 50 ans. Arménien. Bien portant.

Urines normales. Sa hernie date de 20 ans.

Cure radicale. Pratiquée le 4 septembre 1899.

Chloroforme.

Procédé personnel avec suture de la paroi en un seul plan. (fils d'argent).

Réunion par première intention.

Sorti le 19 septembre 1899.

Observation CXXVII

Hernie inguinale gauche réductible (Entérocèle).

Agi Haroutouin, 55 ans, Arménien. Bien portant.
Urines normales. Sa hernie date de 15 ans.
Cure radicale. Pratiquée le 6 septembre 1897.
Chloroforme.
Procédé personnel avec suture de la paroi en un seul plan. (Fils d'argent).
Ligature du sac d'après le procédé Duplay-Cazin.
Réunion par première intention.
Sorti de l'hôpital le 21 septembre 1899.

Observation CXXVIII

Hernie inguinale droite réductible (Entérocèle).

Miran A..., Arménien. Cultivateur.
Bien portant. Urines normales. Sa hernie date de 8 ans.
Cure radicale. Pratiquée le 7 septembre 1899.
Chloroforme.
Procédé personnel avec modification pour la paroi en un seul plan. (Fils d'argent.)
Ligature du sac d'après le procédé Duplay-Cazin.
Réunion par première intention. Guérison parfaite.
Sorti le 21 septembre 1899.

OBSERVATION CXXIX

Hernie inguinale gauche réductible (Epiplocèle).

Agop Demirgian, 30 ans. Arménien. Bien portant. Urines normales. Sa hernie date de 5 ans.

Cure radicale. Pratiquée le 7 septembre 1897.

Chloroforme.

Procédé personnel avec modification pour la suture de la paroi en un seul plan. (Fils d'argent).

Résection de l'épiploon sur lequel on a mis une ligature double à la soie tressée n° 3.

Ligature du sac à la soie.

Réunion par première intention. Guérison parfaite.

Sorti le 23 septembre 1899.

OBSERVATION CXXX

Hernie inguinale droite réductible (Entérocèle).

Gaspart Ai..., 28 ans. Arménien. Cocher de fiacre. Bien portant. Urines normales. Sa hernie date de 5 ans. Souffre beaucoup quand il travaille.

Cure radicale. Pratiquée sous le chloroforme le 8 septembre 1899.

Procédé personnel avec modification pour la suture de la paroi en un seul plan (Fils d'argent).

Ligature du sac d'après le procédé Duplay-Cazin.

Réunion par première intention. Guérison parfaite.

Sorti de l'hôpital le 24 septembre 1899.

OBSERVATIONS CXXXI et CXXXII

Hernie inguinale double réductible (Entérocèle).

Costa M..., 32 ans. Grec. Charretier. Bien portant. Urines

normales A eu sa première hernie du côté droit, il y sept ans, celle du côté gauche il y a 4 ans.

Cure radicale. Les deux cures radicales ont été pratiquées dans la même séance le 15 septembre 1899.

Chloroforme.

Pour les deux hernies j'ai employé le procédé personnel pour la suture de la paroi en un seul plan (fils d'argent).

Ligature des deux sacs d'après le procédé Duplay-Cazin.

Guérison par première intention des deux côtés.

Sorti le 5 octobre 1999.

OBSERVATION CXXXIII

Hernie inguinale droite réductible. Congénitale (Entérocèle).

(On a eu beaucoup de mal pour rompre les adhérences du sac avec la vaginale; ouverture de la vaginale sur laquelle j'ai mis un surjet à la soie fine.)

Lévon, 18 ans. Arménien. Garçon épicier. Bien portant. Urines normales.

Cure radicale. Pratiquée le 19 septembre 1899.

Chloroforme.

Procédé personnel avec modification pour la suture de la paroi en un seul plan (fils d'argent).

Ligature du sac d'après le procédé de Duplay-Cazin.

Guérison parfaite par première intention.

Sorti de l'hôpital le 7 octobre 1899.

OBSERVATION CXXXIV

Hernie inguinale gauche réductible. (Entérocèle.)

Christo B..., 34 ans. Grec. Garçon de café. Bien portant. Urines normales. Sa hernie date de 8 ans; il y a deux ans qu'il a commencé à souffrir pendant son travail.

Cure radicale. Pratiquée le 7 octobre 1899.

Chloroforme.

Procédé personnel avec modification pour la suture de la paroi en un seul plan (fils d'argent).

Ligature du sac d'après le procédé de Duplay-Cazin.

Guérison parfaite par première intention.

Sorti de l'hôpital le 27 octobre 1899.

OBSERVATION CXXXV

Hernie inguinale droite réductible (Entérocèle).

Joseph Moh..., 32 ans. Catholique. Menuisier. Bien portant. Urines normales. Sa hernie date de 5 ans.

Cure radicale. Pratiquée le 10 octobre 1899.

Procédé personnel avec modification pour la suture de la paroi en un seul plan (fils d'argent).

Ligature du sac d'après le procédé de Duplay-Cazin.

Guérison par première intention.

Sorti le 1er novembre 1899.

OBSERVATION CXXXVI

Hernie inguinale droite réductible (Entéro-épiplocèle).

Stéphan B..., 31 ans. Arménien. Bien portant. Urines normales. Sa hernie date de 7 ans.

Cure radicale. Pratiquée le 13 octobre 1899.

Chloroforme.

Procédé personnel avec modification pour la suture de la paroi en un seul plan (fils d'argent).

Ligature du sac d'après le procédé de Duplay-Cazin.

Guérison parfaite par première intention.

Sorti le 1er novembre 1899.

OBSERVATION CXXXVII

Hernie inguinale gauche récidivée. Réductible (Entérocèle.

(Il a été opéré en 1896 pour la première fois vers le mois de novembre ; a eu sa récidive 6 mois après son opération.)

Nikolaki Apos..., 35 ans. Grec. Cocher de fiacre. Bien portant. Sa hernie date de 8 ans.

Cure radicale : Pratiquée le 15 octobre 1899.

Chloroforme.

Procédé Bassini avec modification apportée par Duplay-Cazin (fils d'argent en U).

Ligature du sac d'après le procédé des mêmes auteurs.

Enlèvement des fils superficiels le 9e jour.

Enlèvement des fils profonds le 14e jour.

Guérison parfaite présentant une paroi très solide.

Réunion par première intention.

Sorti de l'hôpital le 15 novembre 1899.

OBSERVATION CXXXVIII

Hernie inguinale droite réductible (Congénitale-entérocèle).

Nigohos, 16 ans. Arménien. Bien portant. Urines normales.

Cure radicale. Pratiquée le 2 décembre 1899.

Chloroforme.

Procédé personnel avec modification pour la suture de la paroi en un seul plan (fils d'argent).

Ligature du sac d'après le procédé de Duplay-Cazin.

Guéri par première intention.

Sorti de l'hôpital le 20 décembre 1899.

OBSERVATION CXXXIX

Hernie inguinale gauche réductible (Entérocèle).

Paul Ma..., 26 ans. Catholique. Journalier. Bien portant.

Urines normales. Sa hernie date de 4 ans. Pas moyen de la maintenir sous un bandage.

Cure radicale. Pratiquée le 5 décembre 1899.

Chloroforme.

Procédé personnel avec modification pour la suture de la paroi en un seul plan (fils d'argent).

Ligature du sac à la soie tressée n· 3.

Guéri par première intention.

Quitte l'hôpital le 22 décembre 1899.

OBSERVATION CXL

Hernie inguinale gauche réductible (Entérocèle).

Serkis Ohaness, 55 ans. Arménien. Cultivateur. Bien por·tant. Urines normales. Sa hernie date de 10 ans.

Cure radicale. Pratiquée le 4 décembre 1899.

Chloroforme.

Procédé personnel avec modification pour la suture de la paroi en un seul plan (fils d'argent).

Ligature du sac d'après le procédé de Duplay-Cazin.

Réunion par première intention.

Guérison parfaite.

Quitte l'hôpital le 22 décembre 1899.

OBSERVATION CXLI

Hernie inguinale droite réductible (Entérocèle).

Mehmet Osman, 20 ans. Musulman. Bien portant. Urines normales. Sa hernie date de 5 ans.

Cure radicale. Pratiquée le 21 décembre 1899.

Chloroforme.

Procédé personnel avec modification pour la suture de la paroi en un seul plan (fils d'argent).

Ligature du sac d'après le procédé de Duplay-Cazin.
Guérison parfaite par première intention.
Sorti le 10 janvier 1900.

OBSERVATION CXLII

Hernie inguinale droite réductible (Entérocèle).

Hovagim Pas..., 52 ans. Arménien. Bien portant. Urines normales. Sa hernie date de 10 ans..
Cure radicale. Pratiquée le 23 décembre 1899.
Chloroforme.
Procédé personnel avec modification pour la suture de la paroi en un seul plan (fils d'argent).
Ligature du sac à la soie tressée n° 3.
Réunion par première intention.
Guérison parfaite.
Sorti le 16 janvier 1900.

OBSERVATION CXLIII

Hernie inguinale droite réductible (Entéro-Epiplocèle).

Ismaïl, 30 ans. Musulman. Cultivateur. Bien portant. Urines normales. Sa hernie date de 7 ans.
Souffre beaucoup en travaillant.
Cure radicale. Pratiquée le 6 janvier 1900.
Chloroforme.
Procédé personnel avec modification pour la suture de la paroi en un seul plan (fils d'argent).
Sans résection de l'épiploon.
Ligature du sac d'après le procédé Duplay-Cazin.
Réunion par première intention.
Guérison parfaite.
Sorti le 30 janvier 1900.

Observation CXLIV

Hernie inguinale droite réductible (Entérocèle).

Mourat M..., 27 ans. Arménien. Cordonnier.

Bien portant. Urines normales. Sa hernie date de 4 ans.

Demande à être débarrassé de sa hernie pour cause de mariage.

Cure radicale. Pratiquée le 10 janvier 1900.

Chloroforme.

Procédé personnel avec modification pour la suture de la paroi en un seul plan (fils d'argent).

Ligature du sac d'après le procédé Duplay-Cazin.

Réunion par première intention.

Guérison parfaite.

Sorti de l'hôpital le 2 février 1900.

Observation CXLV

Hernie inguinale droite reductible (Entérocèle).

Emmanuell, 26 ans. Grec. Garçon boucher.

Bien portant. Urines normales. A sa hernie depuis 2 ans, à la suite d'un effort pour soulever un lourd fardeau.

Cure radicale. Pratiquée le 22 janvier 1900.

Chloroforme.

Procédé personnel avec modification pour la suture de la paroi en un seul plan (fils d'argent).

Ligature du sac d'après le procédé de Duplay et Cazin.

Réunion par première intention.

Guérison parfaite.

Sorti le 12 février 1900.

Observation CXLVI

Hernie inguinale gauche irréductible (Epiplocèle).

Kevork A..., 33 ans. Arménien. Portefaix. Bien portant. Urines normales. Sa hernie date de 8 ans.

Cure radicale. Pratiquée le 26 janvier 1900.

Chloroforme.

Procédé personnel avec modification pour la suture de la paroi en un seul plan (fils d'argent).

L'épiploon adhère au sac ; après rupture des adhérences, résection de l'épiploon, ligature en chaîne à la soie tressée n° 2.

Ligature du sac d'après le procédé Duplay-Cazin.

Réunion par première intention.

Guérison parfaite.

Sorti de l'hôpital le 15 février 1900.

Observation CXLVII

Hernie inguinale droite réductible (Entérocèle).

Mikaël B..., 35 ans. Arménien. Peintre en bâtiments. Bien portant. Urines normales. Sa hernie date de 6 ans.

Cure radicale. Pratiquée le 30 janvier 1900.

Chloroforme.

Procédé personnel avec modification pour la suture de la paroi en un seul plan (fils d'argent).

Ligature du sac d'après le procédé Duplay-Cazin.

Réunion par première intention.

Guérison parfaite.

Sorti le 21 février 1900.

Observation CXLVIII

Hernie inguinale gauche réductible (Entérocèle).

Hansan Mollooglon, 29 ans. Musulman, cultivateur.
Bien portant. Urines normales. Sa hernie date de 5 ans.
Cure radicale. Pratiquée le 3 février 1900.
Chloroforme.
Procédé Bassini avec la modification apportée par Duplay et
Cazin (fils d'argent en U pour la paroi postérieure du canal in-
guinal).
Ligature du sac d'après le procédé Duplay-Cazin.
Enlèvement des fils superficiels le 9ᵉ jour.
Enlèvement des fils profonds le 12ᵉ jour.
Réunion par première intention.
Guérison parfaite.
Sorti le 22 février 1900·

Observation CXLIX

Hernie inguinale gauche réductible (Entérocèle).

Ibrahim, 33 ans. Musulman. Garçon de café. Bien portant.
Urines normales. Sa hernie date de 4 ans.
Cure radicale. Pratiquée le 8 février 1900.
Chloroforme.
Procédé personnel avec modification de la paroi en un seul
plan (fils d'argent).
Ligature du sac d'après le procédé de Duplay et Cazin.
Réunion par première intention.
Guérison parfaite.
Sorti de l'hôpital le 26 février 1900.

Observation CL

Hernie inguinale droite réductible (Entérocèle).

Kalouste A..., 35 ans. Arménien. Bien portant. Urines normales. Sa hernie date de 6 ans.

Cure radicale. Pratiquée le 12 février 1900.

Chloroforme.

Procédé personnel avec, modification pour la suture de la paroi en un seul plan (fils d'argent).

Ligature du sac d'après le procédé Duplay-Cazin.

Réunion par première intention.

Guérison parfaite.

Sorti le 28 février 1900.

Observation CLI

Hernie inguinale droite irréductible (Epiplocèle).

Moïse Lévy, 30 ans. Israélite. Journalier. Bien portant. Urines normales. Sa hernie date de 3 ans, le fait beaucoup souffrir.

Cure radicale. Pratiquée le 7 mars 1900.

Chloroforme.

Procédé Bassini avec la modification apportée par Duplay et Cazin (fils d'argent en U pour la paroi postérieure du canal).

Résection de l'épiploon après rupture des adhérences, et ligature en chaîne sur le pédicule à la soie tressée n° 2.

Ligature du sac d'après le procédé Duplay-Cazin.

Enlèvement des fils superficiels le 9° jour.

Enlèvement des fils profonds le 12° jour.

Réunion par première intention.

Guérison parfaite.

Sorti le 26 mars 1900.

OBSERVATION CLII

Hernie inguinale gauche réductible (Entérocèle).

Agi Nassar, 47 ans, Arménien. Bien portant. Urines normales. Sa hernie date de 12 ans.

Cure radicale. Pratiquée le 9 mars 1900.

Chloroforme.

Procédé personnel avec modification pour la suture de la paroi en un seul plan (fils d'argent).

Ligature du sac d'après le procédé Duplay-Cazin.

Réunion par première intention.

Guérison parfaite.

Sorti de l'hôpital le 29 mars 1900.

OBSERVATION CLIII

Hernie inguinale gauche réductible (Entéro-Epiplocèle).

Pavlo Mac..., 23 ans. Grec. Peintre en bâtiments. Bien portant. Urines normales. Sa hernie date de 4 ans.

Cure radicale. Pratiquée le 29 mars 1900.

Chloroforme.

Procédé personnel avec modification pour la suture de la paroi en un seul plan (fils d'argent).

Sans résection de l'épiploon.

Ligature du sac d'après le procédé de Duplay et Cazin.

Réunion par première intention.

Guérison parfaite.

Sorti de l'hôpital le 18 avril 1901.

OBSERVATION CLIV

Hernie inguinale droite réductible (Entérocèle).

Artin, 20 ans, Arménien. Boulanger. Bien portant. Urines normales. Sa hernie date de 5 ans.

Cure radicale. Pratiquée le 26 mars 1900.

Chloroforme.

Procédé Bassini, avec modification apportée par Duplay et Cazin (fils d'argent en U pour la paroi postérieure du canal).

Ligature du sac d'après le procédé de Duplay et Cazin.

Enlèvement des fils superficiels le neuvième jour.

Enlèvement des fils profonds le douzième jour.

Réunion par première intention.

Guérison parfaite.

Sorti de l'hôpital le 20 avril 1900.

OBSERVATION CLV

Hernie inguinale gauche réductible (Entérocèle).

Matteose, 28 ans. Arménien. Portefaix. Bien portant. Urines normales. A eu sa hernie il y a un an, à la suite d'un violent effort.

Cure radicale. Pratiquée le 28 mars 1900.

Chloroforme.

Procédé personnel avec modification pour la suture de la paroi en un seul plan (fils d'argent).

Ligature du sac d'après le procédé de Duplay-Cazin.

Réunion par première intention.

Guérison parfaite.

Sorti le 22 avril 1900.

OBSERVATION CLVI

Hernie inguinale droite réductible (Entérocèle.

Ohannik Toka, 28 ans. Arménien. Employé au chemin de fer de Aïdin. Bien portant. Urines normales.

Cure radicale. Pratiquée le 6 avril 1900.

Chloroforme.

Procédé personnel avec modification pour la suture de la paroi en un seul plan (fils d'argent).

Ligature du sac d'après le procédé Duplay-Cazin.

Réunion par première intention.

Guérison parfaite.

Sorti de l'hôpital le 28 avril 1900.

OBSERVATION CLVII

Hernie inguinale gauche réductible (Entérocèle).

Havakian, 36 ans. Arménien. Garçon de café. Bien portant. Urines normales. Sa hernie date de 9 ans.

Cure radicale. Pratiquée le 8 avril 1901.

Chloroforme.

Procédé personnel avec modification pour la paroi en un seul plan (fils d'argent).

Ligature du sac d'après le procédé Duplay-Cazin.

Réunion par première intention.

Guérison parfaite.

Sorti de l'hôpital le 30 avril 1900.

OBSERVATION CLVIII

Hernie inguinale gauche réductible. Congénitale (Entérocèle).

Agi Hassan, 22 ans. Musulman. Bien portant. Urines normales.

Cure radicale. Pratiquée le 17 avril 1900.

Chloroforme.

Procédé personnel avec modification pour la suture de la paroi en un seul plan (fils d'argent).

Pendant la rupture des adhérences du sac avec la vaginale, déchirure de celle-ci : un petit surjet à la soie fine a été mis sur la vaginale.

Ligature du sac d'après le procédé Duplay-Cazin.
Réunion par première intention. Guérison parfaite.
Sorti de l'hôpital le 7 mai 1900.

OBSERVATION CLIX

Hernie inguinale droite réductible (Hernie du cœcum).

Mehmet, 29 ans. Musulman. Bien portant.
Urines normales. Sa hernie date de 7 ans.
Cure radicale. Pratiquée le 18 avril 1900.
Chloroforme.
Procédé personnel avec modification pour la suture de la paroi, en un seul plan. (Fils d'argent).
Ligature du sac d'après le procédé Duplay-Cazin.
Réunion par première intention.
Guérison parfaite.
Sorti de l'hôpital le 7 mai 1900.

OBSERVATION CLX

Hernie inguinale gauche réductible (Entérocèle).

Sahak Serh..., 32 ans. Arménien. Garçon de café. Bien portant. Urines normales. Sa hernie date de 6 ans.
Cure radicale. Pratiquée le 20 avril 1900.
Chloroforme.
Procédé Bassini avec la modification apportée par Duplay-Cazin (fils d'argent en U pour la paroi postérieure du canal inguinal).
Ligature du sac d'après le procédé Duplay-Cazin.
Enlèvement des fils superficiels le 9e jour.
Enlèvement des fils profonds le 12e jour.
Réunion par première intention. Guérison parfaite.
Sorti le 10 mai 1900.

OBSERVATION CLXI

Hernie inguinale gauche réductible (Entérocèle.)

Agop All..., 38 ans. Arménien. Cocher de fiacre. Bien portant. Urines normales. Sa hernie date de 11 ans.

Cure radicale. Pratiquée le 22 avril 1900.

Chloroforme.

Procédé personnel avec modification pour la suture de la
paroi en un seul plan (fils d'argent).

Ligature du sac d'après le procédé Duplay-Cazin.

Réunion par première intention. Guérison parfaite.

Sorti le 11 mai 1900.

OBSERVATION CLXII

Hernie inguinale droite réductible (Entérocèle).

Vahan S..., 26 ans. Arménien. Portefaix. Bien portant.
Urines normales. Sa hernie date de 14 ans.

Cure radicale. Pratiquée le 26 avril 1900.

Chloroforme.

Procédé personnel avec modification pour la suture de la
paroi en un seul plan (fils d'argent).

Ligature du sac d'après le procédé Duplay-Cazin.

Réunion par première intention.

Guérison parfaite.

Sorti de l'hôpital le 16 mai 1900.

OBSERVATION CLXIII

Hernie inguinale droite réductible. Congénitale (Entérocèle).

Stamati M..., 21 ans. Grec. Cocher de fiacre. Bien portant.
Urines normales.

Cure radicale. Pratiquée le 30 avril 1900.

Chloroforme.

Procédé personnel avec modification pour la suture de la paroi en un seul plan (fils d'argent).

Ligature du sac d'après le procédé Duplay-Cazin.

Difficulté pour rompre les adhérences du sac avec la vaginale.

Réunion par première intention.

Guérison parfaite.

Sorti de l'hôpital le 20 mai 1900.

OBSERVATION CLXIV

Hernie inguinale droite réductible (Entérocèle).

(On a trouvé dans le sac l'appendice cœcal)

Gassaros, 23 ans. Arménien. Bien portant. Urines normales Sa hernie date de 7 ans.

Cure radicale. Pratiquée le 7 mai 1900.

Chloroforme.

Procédé personnel avec modification pour la suture de la paroi en un seul plan (fils d'argent).

Ligature du sac d'après le procédé Duplay-Cazin.

Réunion par première intention.

Guérison parfaite.

Sorti de l'hôpital le 22 mai 1900.

OBSERVATION CLXV

Hernie inguinale gauche réductible (Entérocèle).

Evangelos, 31 ans. Grec. Journalier. Bien portant. Urines normales. Sa hernie date de 5 ans.

Cure radicale. Pratiquée le 8 mai 1900.

Chloroforme.

Procédé personnel avec modification pour la suture de la paroi en un seul plan (fils d'argent).

Ligature du sac d'après le procédé Duplay-Cazin.

Réunion par première intention.

Guérison parfaite.

Sorti de l'hôpital le 29 mai 1900.

OBSERVATION CLXVI

Hernie inguinale gauche réductible (Entérocèle).

Garabet, 35 ans. Arménien. Portefaix. Bien portant. Urines normales. Sa hernie date de 7 ans.

Cure radicale. Pratiquée le 2 mai 1900.

Chloroforme.

Procédé personnel avec modification pour la suture de la paroi en un seul plan (fils d'argent).

Ligature du sac à la soie tressée n° 3.

Réunion par première intention.

Guérison parfaite.

Sorti de l'hôpital le 25 mai 1900.

OBSERVATION CLXVII

Hernie inguinale droite réductible (Entérocèle)

(On a trouvé dans le sac l'appendice cœcal)

Stéfan, 14 ans. Arménien. Bien portant. Urines normales. Sa hernie date de 4 ans.

Cure radicale. Pratiquée le 10 mai 1900.

Chloroforme.

Procédé personnel avec modification pour la suture de la paroi en un seul plan (fils d'argent).

Ligature du sac d'après le procédé Duplay-Cazin.

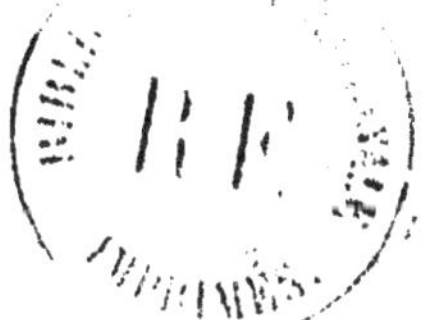

Réunion par première intention.
Guérison parfaite.
Sorti de l'hôpital le 25 mai 1900.

OBSERVATION CLXVIII

Hernie inguinale droite réductible (Entérocèle).

Agi Agop, 37 ans. Arménien. Coiffeur. Bien portant. Urines normales. Sa hernie date de 13 ans.
Cure radicale. Pratiquée le 25 mai 1900.
Chloroforme.
Procédé personnel avec modification pour la suture de la paroi en un seul plan (fils d'argent).
Ligature du sac à la soie tressée, n° 3.
Réunion par première intention.
Guérison parfaite.
Sorti le 20 juin 1900.

OBSERVATION CLXIX

Hernie inguinale droite réductible (Entérocèle).

Nicoli, 50 ans. Grec. Cultivateur. Bien portant. Urines normales. Sa hernie date de 12 ans.
Cure radicale. Pratiqué le 30 mai 1900.
Chloroforme.
Procédé personnel avec modification pour la suture de la paroi en un seul plan (fils d'argent).
Ligature du sac d'après le procédé Duplay-Cazin.
Réunion par première intention.
Guérison parfaite.
Sorti de l'hôpital le 20 juin 1900.

Observation CLXX

Hernie inguinale droite réductible (Entérocèle).

Hali Koniali, 27 ans. Musulman. Portefaix. Bien portant.
Urines normales. A eu sa hernie, il y a un mois, à la suite d'un
effort. Il en souffre beaucoup et ne peut travailler.

Cure radicale. Pratiquée le 31 mai 1900.

Chloroforme.

Procédé personnel avec modification pour la suture de la
paroi en un seul plan (fils d'argent).

Ligature du sac à la soie tressée, n° 3.

Réunion par première intention.

Guérison parfaite.

Sorti de l'hôpital le 16 juin 1900.

Observation CLXXI

Hernie inguinale droite réductible (Entérocèle).

(On a trouvé dans le sac l'appendice cœcal).

Serkis, 28 ans. Arménien. Portefaix. Bien portant. Urines
normales. Sa hernie date de 4 ans.

Cure radicale. Pratiquée le 5 juin 1900.

Chloroforme.

Procédé personnel avec modification pour la suture de la
paroi en un seul plan (fils d'argent).

Ligature du sac d'après le procédé de Duplay-Cazin.

Réunion par première intention.

Guérison parfaite.

Sorti le 22 juin 1900.

Observation CLXXII

Hernie inguinale gauche réductible (Entérocèle).

Bedros Hov..., 33 ans. Arménien. Menuisier. Bien portant.
Urines normales. Sa hernie date de 7 ans.
Cure radicale. Pratiquée le 10 juin 1900.
Chloroforme.
Procédé personnel avec modification pour la suture de la
paroi en un seul plan (fils d'argent).
Ligature du sac d'après le procédé Duplay-Cazin.
Réunion par première intention.
Guérison parfaite.
Sorti de l'hôpital le 30 juin 1900.

Observation CLXXIII

Hernie inguinale gauche réductible (Entérocèle).

Séropé, 29 ans. Arménien. Cordonnier. Bien portant. Urines
normales. Sa hernie date de 3 ans.
Cure radicale. Pratiquée le 11 juin 1900.
Chloroforme.
Procédé personnel avec suture de la paroi en un seul plan
(fils d'argent).
Ligature du sac d'après le procédé Duplay-Cazin.
Réunion par première intention.
Guérison parfaite.
Sorti le 30 juin 1900.

Observation CLXXIV

Hernie inguinale droite réductible (Entérocèle).

Garo. 30 ans. Arménien. Portefaix. Bien portant. Urines
normales. Sa hernie date de 7 ans.

Cure radicale. Pratiquée le 16 juin 1900.

Chloroforme.

Procédé Bassini, avec la modification apportée par Duplay et Cazin pour la suture de la paroi postérieure du canal (fils d'argent en U).

Ligature du sac d'après le procédé Duplay-Cazin.

Enlèvement des fils superficiels le 9° jour.

Enlèvement des fils profonds le 12° jour.

Réunion par première intention.

Guérison parfaite.

Sorti de l'hôpital le 3 juillet 1900.

OBSERVATION CLXXV

Hernie inguinale gauche réductible (Entérocèle).

Bahdasar, 38 ans. Arménien. Bien portant. Urines normales. Sa hernie date de 4 ans.

Cure radicale. Pratiquée le 5 juillet 1900.

Chloroforme.

Procédé personnel avec modification pour la suture de la paroi en un seul plan (fils d'argent).

Ligature du sac d'après le procédé Duplay-Cazin.

Réunion par première intention.

Guérison parfaite.

Sorti le 22 juillet 1900,

OBSERVATION CLXXVI

Hernie inguinale gauche réductible (Entérocèle).

Petro S..., 23 ans. Grec. Garçon boucher. Bien portant. Urines normales. Sa hernie date de 5 ans.

Cure radicale. Pratiquée le 12 juillet 1900.

Chloroforme.

Procédé personnel avec suture de la paroi en un seul plan (fils d'argent).

Ligature du sac d'après le procédé de Duplay et Cazin.

Réunion par première intention.

Guérison parfaite.

Sorti le 30 juillet 1900.

Observation CLXXVII

Hernie inguinale droite réductible (Entérocèle).

Manol, 38 ans. Grec. Forgeron. Bien portant. Urines normales. Sa hernie date de 3 ans.

Cure radicale. Pratiquée le 3 septembre 1900.

Chloroforme.

Procédé personnel avec modification pour la suture de la paroi en un seul plan (fils d'argent).

Ligature du sac d'après le procédé Duplay-Cazin.

Réunion par première intention.

Guérison parfaite.

Sorti de l'hôpital le 22 septembre 1900.

Observation CLXXVIII

Hernie inguinale droite réductible (Entérocèle).

Hachadour, 40 ans. Arménien. Cultivateur. Bien portant. Urines normales. Sa hernie date de 5 ans.

Cure radicale. Pratiquée le 14 septembre 1900.

Chloroforme.

Procédé personnel avec modification pour la suture de la paroi en un seul plan (fils d'argent).

Ligature du sac d'après le procédé Duplay-Cazin.

Réunion par première intention.

Guérison parfaite.

Sorti le 2 octobre 1900.

Observation CLXXIX

Hernie inguinale gauche réductible (Entéro-Epiplocèle).

Photi, 30 ans. Grec, Cuisinier. Bien portant. Urines normales. Sa hernie date de 6 ans.
Cure radicale. Pratiquée le 18 septembre 1900.
Chloroforme.
Procédé personnnel avec modification pour la suture de la paroi en un seul plan (fils d'argent).
Ligature du sac, d'après le procédé Duplay-Cazin.
Pas de résection de l'épiploon.
Réunion par première intention.
Guérison parfaite.
Sorti de l'hôpital le 6 octobre 1900.

Observation CLXXX

Hernie inguinale droite réductible (Epiplocèle)

Diran Shal..., 22 ans. Arménien. Cordonnier. Bien portant. Urines normales. Sa hernie date de six ans.
Cure radicale. Pratiquée le 5 octobre 1900.
Chloroforme.
Procédé personnel avec modification pour la suture de la paroi en un seul plan (fils d'argent).
Sans résection de l'épiploon.
Ligature du sac d'après le procédé Duplay-Cazin.
Réunion par première intention.
Guérison parfaite.
Sorti de l'hôpital le 26 octobre 1900.

Observation CLXXXI

Hernie inguinale droite réductible (Entérocèle)

Philibos Ars..., 34 ans. Arménien. Garçon de café. Bien portant. Urines normales. Sa hernie date de 6 ans.

Cure radicale. Pratiquée le 8 octobre 1900.

Chloroforme.

Procédé personnel avec modification pour la suture de la paroi en un seul plan (fils d'argent).

Ligature du sac d'après le procédé de Duplay-Cazin.

Réunion par première intention.

Guérison parfaite.

Sorti de l'hôpital le 30 octobre 1900.

Observation CLXXXII

Hernie inguinale gauche réductible (Entérocèle)

Hacho, 28 ans. Arménien. Portefaix. Bien portant. Urines normales. Sa hernie date de 7 ans.

Cure radicale. Pratiquée le 21 octobre 1900.

Chloroforme.

Procédé Bassini, avec modification apportée par Duplay et Cazin pour la reconstitution de la paroi postérieure du canal (fils d'argent en U).

Ligature du sac d'après le procédé de Duplay et Cazin.

Enlèvement des fils superficiels le 6ᵉ jour.

Enlèvement des fils profonds le 12ᵉ jour.

Réunion par première intention.

Sorti le 20 novembre 1900.

Observation CLXXXIII

Hernie inguinale gauche réductible (Entérocèle

Arménak Dira..., 27 ans, Arménien. Cordonnier. Bien portant. Urines normales. Sa hernie date de 4 ans.

Cure radicale. Pratiquée le 28 octobre 1900.

Chloroforme.

Procédé personnel avec modification pour la suture de la paroi en un seul plan (fils d'argent).

Ligature du sac d'après le procédé de Duplay et Cazin.

Réunion par première intention.

Guérison parfaite.

Sorti de l'hôpital le 20 novembre 1900.

Observation CLXXXIV

Hernie inguinale droite réductible (Entérocèle).

Aristithis, 20 ans. Grec. Cordonnier. Bien portant. Urines normales. Sa hernie date de 4 ans.

Cure radicale. Pratiquée le 14 novembre 1900.

Chloroforme.

Procédé personnel avec modification pour la suture de la paroi en un seul plan (fils d'argent).

Ligature du sac d'après le procédé de Duplay et Cazin.

Réunion par première intention.

Guérison parfaite.

Sorti le 4 décembre 1900.

Observation CLXXXV

Hernie inguinale droite réductible (Entérocèle).

Agi Artin, 55 ans. Arménien. Journalier. Bien portant. Urines normales. Sa hernie date de 7 ans. Souffre beaucoup de sa hernie pendant son travail.

Cure radicale. Pratiquée le 28 novembre 1900.

Chloroforme.

Procédé personnel avec modification pour la suture de la paroi en un seul plan (fils d'argent).

Ligature du sac d'après le procédé de Duplay et Cazin.

Réunion par première intention.

Guérison parfaite.

Sorti de l'hôpital le 15 décembre 1900.

Observation CLXXXVI

Hernie inguinale gauche réductible (Entérocèle).

Tossoun Ismaïl, 33 ans. Musulman. Cultivateur. Bien portant. Urines normales. Sa hernie date de 4 ans.

Cure radicale. Pratiquée le 7 décembre 1900.

Chloroforme.

Procédé personnel avec modification pour la suture de la paroi en un seul plan (fils d'argent).

Ligature du sac d'après le procédé Duplay-Cazin.

Réunion par première intention.

Guérison parfaite.

Sorti le 26 décembre 1900.

Observation CLXXXVII

Hernie inguinale droite réductible (Entérocèle).

Vahan, 12 ans. Arménien. Bien portant. Urines normales. A sa hernie depuis l'âge de 4 ans.

Cure radicale. Pratiquée le 10 décembre 1900.

Chloroforme.

Procédé personnel avec modification pour la suture de la paroi en un seul plan (fils d'argent).

Ligature du sac d'après le procédé de Duplay et Cazin.

Réunion par première intention.

Guérison parfaite.

Sorti de l'hôpital le 7 janvier 1901.

Observation CLXXXVIII

Hernie inguinale gauche réductible.

(Pelote graisseuse sortant de l'anneau interne ; sans sac).

Chachik Dirsoglou, 30 ans. Cultivateur. Bien portant. Urines normales. Sa hernie date de 5 ans ; elle est très douloureuse et l'empêche de travailler.

Cure radicale. Pratiquée le 15 février 1901.

Chloroforme.

Procédé personnel avec modification pour la suture de la paroi en un seul plan (fils d'argent).

Je ne trouve pas de sac, mais bien un amas graisseux (gros comme une noix) sortant par l'anneau interne, en dedans du cordon spermatique.

Je réduis la graisse venant de la cavité de Retzius, et j'oblitère l'orifice par deux points séparés à la soie fine.

Réunion par première intention.

Guérison parfaite. Paroi solide. Le malade à sa sortie n'accuse aucune douleur dans la région inguinale.

Sorti de l'hôpital le 6 mars 1901.

IMPRIMERIE F. DEVERDUN, BUZANÇAIS (INDRE).